Indice dei contenuti

I0436739

Infermiera

in

Chirurgia Vascolare

La guida completa

SILVIA REALI

« *Chirurgia vascolare: l'arte di riparare le autostrade del corpo evitando gli intasamenti di sangue!* »

Capitolo 1

INTRODUZIONE CHIRURGIA VASCOLARE

Storia e sviluppo chirurgia vascolare

La chirurgia vascolare, l'affascinante specialità medica che si concentra sui vasi sanguigni del corpo, ha una storia ricca che riflette la costante evoluzione della medicina. Addentrarsi nel suo passato significa viaggiare attraverso i secoli, dalle prime incisioni primitive alle tecniche chirurgiche avanzate che conosciamo oggi.

La storia della chirurgia vascolare risale a tempi antichi. Gli antichi Egizi, ad esempio, avevano già identificato e documentato le malattie vascolari nei loro papiri medici. Tuttavia, è Ippocrate, il padre della medicina moderna, che viene spesso accreditato con le prime descrizioni della trombosi e dell'embolia nel V secolo a.C..

Con il passare dei secoli, sono emerse figure iconiche che hanno lasciato un segno indelebile nel mondo della chirurgia vascolare. Un esempio notevole è Ambroise Paré, il chirurgo francese del XVI secolo che, allontanandosi dai metodi tradizionali, introdusse tecniche chirurgiche innovative per trattare le lesioni vascolari traumatiche.

Tuttavia, è stato nel XIX secolo, con l'avvento dell'anestesia e i miglioramenti nella tecnica chirurgica, che la chirurgia vascolare ha conosciuto un boom significativo. I chirurghi hanno iniziato a esplorare nuove tecniche per accedere ai vasi profondi e trattare diverse patologie vascolari. L'invenzione del microscopio, ad esempio, ha rivoluzionato la microchirurgia vascolare, consentendo una sutura precisa di piccoli vasi.

Il XX secolo è stato caratterizzato da rapidi progressi tecnologici. L'introduzione dell'angiografia ha permesso una visualizzazione precisa dei vasi, aprendo la strada a interventi più mirati. Inoltre, la chirurgia endovascolare, un metodo meno invasivo che utilizza cateteri guidati da immagini per trattare i disturbi vascolari, ha trasformato la specialità.

Oggi, all'alba del XXI secolo, la chirurgia vascolare continua a reinventarsi. L'uso della robotica, della stampa 3D e dell'intelligenza artificiale promette di spostare ancora più in là i confini di ciò che i chirurghi possono raggiungere. Mentre guardiamo al futuro, è essenziale ricordare il nostro ricco passato, perché è comprendendo da dove siamo venuti che possiamo immaginare al meglio dove stiamo andando.

Questo viaggio nel tempo dimostra che la chirurgia vascolare è sempre stata all'avanguardia dell'innovazione medica. Ogni epoca ha portato le proprie sfide e soluzioni, dando forma a una specialità che continua a evolversi e a migliorare la vita dei pazienti in tutto il mondo.

L'importanza della chirurgia vascolare nella medicina moderna

Nel cuore del corpo umano si trova una complessa rete di vasi sanguigni che assicurano la circolazione del sangue e, di conseguenza, la distribuzione di ossigeno e nutrienti a ogni organo e tessuto. Questo sistema vascolare, essenziale per la vita, è anche soggetto a una serie di patologie che possono compromettere seriamente la salute di un individuo. Ecco l'importanza fondamentale della chirurgia vascolare nella medicina moderna.

La chirurgia vascolare, come disciplina specializzata, si occupa dei disturbi dei vasi sanguigni, ad eccezione di quelli del cuore e del cervello. Le patologie trattate da questa specialità sono varie e possono essere congenite, degenerative, infiammatorie o addirittura traumatiche. Le conseguenze di queste condizioni possono essere benigne come una semplice vena varicosa o fatali come la rottura di un aneurisma aortico.

Nella medicina moderna, la gestione di queste malattie ha importanti implicazioni per la salute pubblica. Ad esempio, l'aterosclerosi, una malattia degenerativa delle arterie, è una delle principali cause di morbilità e mortalità in tutto il mondo, che porta a condizioni gravi come ictus, infarti e amputazioni di arti. Gli interventi vascolari non solo salvano le vite, ma migliorano anche la qualità della vita, riducendo il dolore, migliorando la mobilità ed evitando gravi complicazioni.

L'importanza della chirurgia vascolare va anche oltre il trattamento della malattia. Nel mondo dei trapianti di organi, ad esempio, la padronanza delle tecniche vascolari è essenziale per il prelievo e il trapianto di organi. Senza un intervento vascolare di successo, il trapianto di un rene, di un fegato o di un altro organo vitale sarebbe impossibile.

Inoltre, con la costante evoluzione della tecnologia medica, la chirurgia vascolare si trova alla convergenza dell'innovazione. Le tecniche endovascolari minimamente invasive, ad esempio, hanno trasformato la gestione di molte patologie vascolari, consentendo interventi più sicuri, tempi di recupero più brevi e cicatrici ridotte per i pazienti.

La chirurgia vascolare è un pilastro essenziale della medicina moderna. Risponde a esigenze mediche critiche, influenza i campi medici correlati e spinge costantemente i confini di ciò che è possibile fare in medicina. Riconoscere la sua importanza significa comprendere quanto la salute e il benessere di molte persone dipendano dall'esperienza e dalle capacità dei chirurghi vascolari.

Capitolo 2

RUOLI E RESPONSABILITÀ INFERMIERA

Funzioni cliniche essenziali

La chirurgia vascolare, con il suo ruolo vitale nel trattamento delle malattie dei vasi sanguigni, richiede una serie di competenze specifiche per garantire un'assistenza ottimale al paziente. Diamo un'occhiata alle funzioni cliniche essenziali inerenti a questa specialità.

- Valutazione e diagnosi :
    - Interpretazione accurata dei sintomi vascolari, che vanno dal dolore agli arti alle ferite che non guariscono.
    - Uso della diagnostica per immagini, come l'ecografia Doppler, l'angiografia o la risonanza magnetica, per visualizzare e valutare i vasi sanguigni.
    - Test funzionali, come le misurazioni della pressione per rilevare costrizioni o ostruzioni.
- Procedure chirurgiche :
    - Procedure aperte tradizionali, come i bypass per bypassare i segmenti arteriosi malati.
    - Tecniche endovascolari meno invasive, come l'angioplastica e lo stenting.
    - Chirurgia degli aneurismi, in particolare riparazione endovascolare dell'aneurisma aortico (EVAR).
    - Procedure per le malattie venose, tra cui lo stripping venoso e le ablazioni.

- Gestione delle emergenze :
    - Gestione delle emergenze vascolari, come la rottura di aneurismi o embolie arteriose.
    - Intervento rapido per l'ischemia acuta, riducendo al minimo il rischio di perdita dell'arto.

- Cura post-operatoria :
  - Monitoraggio attento dei pazienti per rilevare le complicazioni precoci dopo l'intervento.
  - Gestione del dolore, delle ferite e di eventuali infezioni.
  - Valutazione della perfusione degli arti operati per garantire una circolazione ottimale.
- Consigli e prevenzione:
  - Educazione del paziente sui fattori di rischio vascolare, tra cui il fumo, l'ipertensione e il diabete.
  - Incoraggiare l'adozione di stili di vita sani per ridurre al minimo la progressione della malattia vascolare.
  - Prescrizione e monitoraggio di farmaci per controllare i fattori di rischio, come statine o antipertensivi.
- Collaborazione interdisciplinare :
  - Lavoro di squadra con altri specialisti, tra cui cardiologi, radiologi interventisti e angiologi.
  - Coordinamento dell'assistenza con altri professionisti della salute, come gli infermieri vascolari, per il monitoraggio generale del paziente.
- Formazione continua e ricerca :
  - Monitoraggio dei progressi tecnologici e delle nuove tecniche di chirurgia vascolare.
  - Partecipazione alla ricerca per migliorare i metodi di trattamento e i risultati dei pazienti.

L'importanza della chirurgia vascolare nella medicina moderna è innegabile. Questi ruoli clinici essenziali assicurano che i chirurghi vascolari non siano solo esperti nelle loro procedure, ma anche educatori, collaboratori e innovatori, contribuendo alla continua evoluzione della specialità.

L'infermiere: collegamento tra il chirurgo, Il paziente e il team

La sala operatoria è un teatro in cui ogni attore svolge un ruolo vitale. Al centro di questa dinamica c'è l'infermiere, un perno essenziale, che funge da collegamento costante tra il chirurgo, il paziente e l'intera équipe medica. Questa posizione unica offre agli infermieri una moltitudine di responsabilità e opportunità di influenzare positivamente il percorso di cura del paziente.

- Mediatore della comunicazione :
    - L'infermiere facilita la comunicazione tra il paziente e il chirurgo. Spesso sono loro a tradurre termini medici complessi in un linguaggio comprensibile al paziente, assicurandosi che le preoccupazioni e le domande del paziente vengano trasmesse al chirurgo.
    - All'interno dell'équipe, l'infermiere coordina le informazioni tra i vari professionisti coinvolti, assicurandosi che ogni membro sia informato degli aggiornamenti rilevanti sulle condizioni del paziente.
- Avvocato del paziente :
    - Gli infermieri garantiscono il rispetto dei diritti dei pazienti, assicurandosi che i loro desideri e le loro preferenze siano ascoltati e presi in considerazione.
    - In caso di complicazioni o malintesi, l'infermiere è spesso la voce del paziente, che difende i suoi interessi e il suo benessere.
- Coordinatore dell'assistenza:
    - Gli infermieri organizzano una moltitudine di compiti prima, durante e dopo l'intervento chirurgico. Si va dalla preparazione del

paziente per l'operazione alla gestione dell'assistenza post-operatoria.
- Lavorano a stretto contatto con anestesisti, assistenti infermieristici, tecnici e altri professionisti per garantire che il paziente riceva un'assistenza coerente e ben coordinata.
- Educatore :
  - L'infermiere informa il paziente e la sua famiglia su cosa aspettarsi prima, durante e dopo l'intervento. L'istruzione può riguardare l'assistenza post-operatoria, la gestione del dolore o i segni di complicazioni a cui prestare attenzione.
  - All'interno del team, gli infermieri possono anche svolgere un ruolo di insegnamento, condividendo le loro conoscenze ed esperienze con i nuovi membri o i tirocinanti.
- Supporto emotivo :
  - L'intervento chirurgico può essere un'esperienza stressante per il paziente. L'infermiere offre un supporto emotivo, rassicurando il paziente e la sua famiglia e fornendo una presenza empatica e confortante.
  - L'infermiere sostiene anche i membri del team, offrendo ascolto e incoraggiamento nei momenti difficili.
- Manager delle risorse :
  - L'infermiere si assicura che tutte le attrezzature e le forniture necessarie siano disponibili e operative. Ciò può includere la preparazione degli strumenti chirurgici, la gestione dei farmaci o il coordinamento con la farmacia e altri reparti.

Gli infermieri sono molto più che semplici esecutori di ordini medici. Sono i guardiani della sicurezza del paziente, i conduttori di un'assistenza coordinata e il ponte tra paziente, chirurgo e team. Nel complesso mondo della chirurgia vascolare, l'importanza di questo ruolo non può essere sottovalutata.

Gestione dello stress e delle emergenze

Nel mondo frenetico della chirurgia vascolare, dove i secondi possono fare la differenza tra la vita e la morte, la capacità di gestire lo stress e di rispondere efficacemente alle emergenze è fondamentale. Tutti i professionisti della chirurgia vascolare, dai chirurghi agli infermieri, devono padroneggiare quest'arte delicata per garantire il miglior risultato possibile per il paziente.

- Comprendere la natura delle emergenze:
    - Ogni situazione di emergenza è unica. Potrebbe trattarsi di un aneurisma rotto, di un'ischemia acuta o di una complicazione post-operatoria. Riconoscere rapidamente la natura esatta dell'emergenza è il primo passo per un intervento efficace.
- Preparazione mentale e fisica :
    - I professionisti devono essere formati per anticipare e reagire alle emergenze. Ciò richiede simulazioni regolari, formazione continua e revisione delle emergenze precedenti, per garantire che il team sia sempre pronto.
- Comunicazione chiara ed efficace:
    - In una situazione di emergenza, ogni secondo è importante. Una comunicazione chiara tra i membri del team riduce al minimo gli errori e accelera il processo decisionale.

- Priorità:
  - È essenziale valutare rapidamente la situazione e determinare quali azioni devono essere intraprese per prime. Ciò potrebbe significare stabilizzare un paziente prima di passare a interventi più complessi.
- Autoregolazione e gestione dello stress :
  - Le tecniche di respirazione profonda, la visualizzazione e anche le pause brevi ma regolari possono aiutare a gestire lo stress.
  - Riconoscere i propri segnali di stress e avere delle strategie per affrontarli è fondamentale. Questo può migliorare non solo il benessere personale, ma anche il livello di assistenza fornito al paziente.
- Rapporto post-emergenza :
  - Dopo aver risolto una situazione di emergenza, è fondamentale riunirsi con il team per discutere di ciò che è andato bene e di ciò che potrebbe essere migliorato. Questo non solo ci permette di imparare da ogni situazione, ma anche di gestire le emozioni e lo stress che possono sorgere dopo un'emergenza.
- Supporto emotivo :
  - Le emergenze possono avere un forte impatto emotivo sugli operatori sanitari. È essenziale disporre di sistemi di supporto, sotto forma di discussioni con i colleghi, consulenza o altre risorse per affrontare il trauma vicario e il burnout.
- Aggiornare le competenze e le conoscenze:
  - La medicina e la chirurgia sono in continua evoluzione. I professionisti devono impegnarsi in una formazione continua per assicurarsi di essere aggiornati sulle ultime tecniche, attrezzature e procedure.

Nell'arena spesso imprevedibile della chirurgia vascolare, la capacità di gestire lo stress e di affrontare le emergenze con competenza non è solo auspicabile, ma è essenziale. Coltivando queste abilità e rafforzandole regolarmente, i professionisti possono assicurarsi di offrire il miglior livello di assistenza possibile ai loro pazienti, anche nelle circostanze più avverse.

Capitolo 3

CONOSCENZA ANATOMIA VASCOLARE

Sistema circolatorio : Una panoramica

Il sistema circolatorio, spesso chiamato sistema cardiovascolare, è una meraviglia dell'ingegneria biologica, che orchestra il movimento continuo del sangue attraverso il corpo, assicurando il trasporto di ossigeno, nutrienti, ormoni e molto altro ad ogni cellula. Diamo un'occhiata più da vicino a questo incredibile macchinario del corpo umano.

- Cuore: il motore del sistema
    - Situato al centro del torace, il cuore è un potente muscolo composto da quattro camere: due atri e due ventricoli. Contraendosi ritmicamente, il cuore pompa il sangue attraverso il corpo, facendo circolare la vita dentro di noi.
- I vasi sanguigni: le autostrade del corpo
    - **Arterie:** questi robusti canali partono dal cuore per trasportare il sangue ricco di ossigeno ai tessuti del corpo. La più grande di queste, l'aorta, si ramifica in arterie più piccole che servono ogni regione del corpo.
    - **Vene:** questi vasi trasportano il sangue povero di ossigeno dai tessuti al cuore. Le vene si uniscono per formare vasi sempre più grandi, con la vena cava superiore e la vena cava inferiore che riportano il sangue al cuore.
    - **Capillari:** questi piccoli vasi sanguigni collegano le arterie alle vene. Le loro pareti sottili consentono gli scambi tra il sangue e le cellule, fornendo ossigeno e nutrienti ed eliminando i rifiuti.
- Sangue: la posta vitale
    - Composto   da globuli rossi, globuli bianchi, piastrine e plasma, il sangue trasporta ossigeno, nutrienti, ormoni e cellule

immunitarie dove sono necessari. Svolge inoltre un ruolo cruciale nella regolazione della temperatura corporea, nel mantenimento dell'equilibrio acido-base e nella protezione dalle infezioni.

- Circolazione doppia: ossigenazione e distribuzione
  - **Circolazione polmonare: il** sangue povero di ossigeno proveniente dal cuore viene pompato ai polmoni attraverso le arterie polmonari. Nei polmoni, l'anidride carbonica viene scambiata con ossigeno fresco.
  - **Circolazione sistemica: il** sangue ricco di ossigeno proveniente dai polmoni viene pompato dal cuore al resto del corpo attraverso l'aorta, nutrendo i tessuti e gli organi e raccogliendo l'anidride carbonica e i prodotti di scarto per tornare al cuore.
- Regolazione e manutenzione :
  - Meccanismi complessi, come il sistema nervoso autonomo, gli ormoni e i recettori della pressione, lavorano in armonia per regolare la frequenza cardiaca, la forza di contrazione e il diametro dei vasi sanguigni, assicurando che il sangue venga distribuito in base alle esigenze del corpo.
- Interconnessione con altri sistemi :
  - Il sistema circolatorio non opera nel vuoto. È strettamente collegato ad altri sistemi, come quello respiratorio, che ossigena il sangue, quello digestivo, che assorbe le sostanze nutritive, e quello escretore, che elimina i rifiuti.

Il sistema circolatorio è davvero il crocevia della vita, una rete vitale che assicura che ogni parte del nostro corpo riceva ciò di cui ha bisogno per funzionare e che i prodotti di scarto vengano eliminati in modo efficiente. Senza di esso, la vita come la conosciamo sarebbe impossibile.

Vascelli principali e le loro particolarità

Il sistema circolatorio è una complessa rete di vasi che trasportano il sangue in tutto il corpo. Questi vasi sanguigni possono essere classificati a grandi linee in arterie, vene e capillari, ma è utile esaminare alcuni dei vasi più importanti e le loro caratteristiche distintive.

- Arterie
    - **Aorta:** è l'arteria più grande e più importante. Emerge dal ventricolo sinistro del cuore e si ramifica in arterie più piccole per fornire sangue ossigenato a tutto il corpo.
    - *Caratteristica speciale:* la sua parete è particolarmente spessa ed elastica per sopportare l'alta pressione del sangue espulso dal cuore.
    - Arterie **coronarie:** forniscono ossigeno e nutrienti al cuore stesso.
    - *Particolarità:* un'ostruzione in questo punto, come quella causata dalla placca aterosclerotica, può provocare un infarto.
    - **Arterie carotidi:** forniscono al cervello sangue ossigenato. Si dividono in arterie carotidi interne ed esterne.
    - *Particolarità:* l'occlusione o il restringimento di queste arterie può aumentare il rischio di ictus.
    - **Arterie polmonari:** a differenza della maggior parte delle arterie, queste trasportano il sangue deossigenato dal cuore ai polmoni per l'ossigenazione.
    - *Particolarità:* le uniche arterie che trasportano sangue povero di ossigeno.
- Vene
    - **Vene cave: sono** le vene più grandi del corpo e trasportano il sangue deossigenato verso il cuore.

- *Particolarità:* si dividono in vena cava superiore (che trasporta il sangue dalla parte superiore del corpo) e vena cava inferiore (che trasporta il sangue dalla parte inferiore del corpo).
- **Vene polmonari:** trasportano il sangue ossigenato dai polmoni al cuore.
- *Particolarità:* a differenza della maggior parte delle vene, trasportano sangue ricco di ossigeno.
- **Vene safene:** grandi vene superficiali delle gambe.
- *Particolarità:* frequentemente coinvolta nelle vene varicose.
- Capillari
  - Sono i vasi sanguigni più piccoli, che formano reti tra arterie e vene.
  - *Caratteristica speciale:* hanno pareti estremamente sottili per consentire lo scambio di gas, nutrienti e prodotti di scarto tra il sangue e i tessuti.

Ogni vaso del sistema circolatorio ha una struttura e una funzione specifiche che gli consentono di soddisfare le esigenze dell'organismo. La comprensione di questi vasi e delle loro particolarità è essenziale per capire la vasta e complessa rete che sostiene la vita nel nostro corpo.

Anomalie vascolari comuni

Le anomalie vascolari si riferiscono a un'ampia gamma di condizioni che riguardano i vasi sanguigni. Queste condizioni possono essere congenite (presenti alla nascita) o acquisite nel corso della vita. Ecco una panoramica di alcune delle anomalie vascolari più comuni:

- Aterosclerosi :
  - **Descrizione:** Indurimento e restringimento delle arterie causato dall'accumulo di placche composte da colesterolo, cellule infiammatorie e detriti.
  - **Conseguenze:** può portare a condizioni come la cardiopatia coronarica, l'ictus e la malattia arteriosa periferica.
- Aneurismi :
  - **Descrizione:** dilatazione anomala di una parte di un vaso sanguigno, di solito un'arteria, dovuta alla debolezza della parete vascolare.
  - **Conseguenze:** rischio di rottura, che può essere fatale, soprattutto nel caso di un aneurisma aortico o cerebrale.
- Malformazioni arterovenose (AVM) :
  - **Descrizione:** collegamenti anomali tra arterie e vene, generalmente presenti alla nascita.
  - **Conseguenze:** può causare emorragie o crisi epilettiche se si trova nel cervello.
- Vene varicose :
  - **Descrizione:** vene dilatate e tortuose, generalmente localizzate nelle gambe.
  - **Conseguenze:** può causare dolore, prurito, ulcere e altre complicazioni.
- Trombosi venosa profonda (TVP) :
  - **Descrizione:** formazione di un coagulo di sangue in una vena profonda, di solito nelle gambe.
  - **Conseguenze:** rischio di embolia polmonare se il coagulo arriva ai polmoni.
- Flebite :
  - **Descrizione:** infiammazione di una vena, generalmente associata alla formazione di un coagulo di sangue.
  - **Conseguenze:** può provocare una trombosi venosa profonda o altre complicazioni.

- Stenosi arteriosa :
  - **Descrizione:** restringimento di un'arteria dovuto a varie cause, tra cui l'aterosclerosi.
  - **Conseguenze:** può ridurre il flusso sanguigno ai tessuti a valle, provocando ischemia.
- Sindrome di Raynaud :
  - **Descrizione:** restringimento temporaneo dei piccoli vasi sanguigni delle dita delle mani e dei piedi, di solito in risposta al freddo o allo stress.
  - **Conseguenze:** provoca sbiancamento o cianosi delle estremità.
- Vasculite :
  - **Descrizione:** infiammazione delle pareti dei vasi sanguigni, che può interessare vasi piccoli, medi o grandi.
  - **Conseguenze:** può danneggiare gli organi vitali riducendo il loro apporto di sangue.

Ogni anomalia vascolare presenta sfide diagnostiche e terapeutiche uniche. Una gestione tempestiva e appropriata è essenziale per prevenire le complicazioni potenzialmente gravi associate a queste condizioni.

Capitolo 4

TECNICHE
E
PROCEDURE
STANDARD

Le basi della chirurgia vascolare

Gli interventi vascolari sono una serie di procedure progettate per trattare le malattie dei vasi sanguigni. Questi interventi possono essere chirurgici, endovascolari (utilizzando cateteri guidati all'interno dei vasi) o una combinazione dei due. Ecco un'introduzione alle basi di queste procedure:

- Valutazione preoperatoria :
    - *Obiettivo:* determinare l'estensione e la localizzazione della malattia vascolare, valutare le condizioni generali del paziente e identificare i rischi potenziali.
    - *Metodi comuni:* Doppler, angiografia, tomografia computerizzata (TC) e risonanza magnetica (RM).
- Anestesia :
    - Gli interventi vascolari possono essere eseguiti in anestesia locale, regionale o generale, a seconda della procedura e delle preferenze del chirurgo.
- Approcci chirurgici :
    - *Endarterectomia:* rimozione della placca aterosclerotica da un'arteria, comunemente utilizzata per trattare la stenosi carotidea.
    - *Bypass:* creazione di un bypass attorno a un segmento di arteria bloccato, utilizzando un innesto.
    - *Riparazione di aneurisma:* rinforzo di una zona aneurismatica dilatata per prevenire la rottura.
- Procedure endovascolari :
    - *Angioplastica:* l'uso di un palloncino per dilatare un'arteria ristretta o bloccata.
    - *Stent :* Dispositivo metallico inserito per mantenere aperta un'arteria dopo un'angioplastica.

- *Endoprotesi:* utilizzate per il trattamento degli aneurismi aortici, queste vengono posizionate all'interno dell'aneurisma per rinforzarlo.
- Chiusura :
  - Le piccole incisioni possono essere chiuse con suture, graffette o adesivo cutaneo. Le incisioni più grandi richiedono generalmente suture o punti metallici.
- Monitoraggio post-operatorio :
  - *Obiettivo:* identificare e gestire rapidamente le potenziali complicazioni.
  - *Metodi comuni:* Monitoraggio dei segni vitali, valutazione dei punti di sutura, monitoraggio del flusso sanguigno mediante Doppler, esami del sangue.
- Riabilitazione e follow-up :
  - I pazienti possono richiedere la fisioterapia per recuperare la mobilità.
  - Il follow-up a lungo termine è essenziale per monitorare la pervietà dei vasi riparati o trattati e per garantire che la malattia non progredisca.
- Prevenzione secondaria :
  - Una volta completata la chirurgia vascolare, è fondamentale adottare misure preventive per evitare la recidiva o la progressione della malattia vascolare.
  - Questo può includere farmaci (come gli antiaggreganti piastrinici), modifiche dello stile di vita e un monitoraggio regolare.

Comprendere le basi degli interventi vascolari è fondamentale per gli operatori sanitari coinvolti nella gestione dei pazienti con malattie vascolari. Questi interventi, se eseguiti correttamente e seguiti da una gestione appropriata, possono salvare vite e migliorare la qualità della vita.

Assistenza durante l'angiografia, l'endarterectomia e altre procedure.

Gli infermieri svolgono un ruolo chiave nel fornire assistenza durante le operazioni vascolari. Che si tratti di angiografia, endarterectomia o altre procedure, la loro presenza rassicurante, le competenze tecniche e la capacità di anticipare le esigenze del chirurgo sono essenziali.

- Angiografia :
    - *Preparare il paziente:* spiegare la procedura, ottenere il consenso, verificare eventuali allergie (in particolare ai prodotti di contrasto), far accomodare il paziente.
    - *Assistenza durante la procedura:* aiutare a inserire il catetere, somministrare il mezzo di contrasto sotto supervisione, monitorare la risposta del paziente, annotare le osservazioni.
    - *Assistenza post-operatoria:* monitorare il sito di inserimento per eventuali emorragie o ematomi, monitorare i segni vitali, garantire l'idratazione per eliminare il prodotto di contrasto.
- Endarterectomia :
    - *Preparazione del paziente:* informare il paziente della procedura, controllare l'anamnesi e i farmaci, preparare la pelle per l'incisione.
    - *Assistenza durante l'intervento:* passare gli strumenti al chirurgo, aiutare a visualizzare il campo operatorio, monitorare i segni vitali e lo stato neurologico.
    - *Assistenza post-operatoria:* monitoraggio dell'area dell'incisione, valutazione della perfusione dei tessuti, monitoraggio della funzione neurologica, gestione del dolore.

- Altri interventi :
  - *Bypass:* assistere nella preparazione dell'innesto, monitorare l'anastomosi per verificare l'assenza di emorragie, garantire un'adeguata perfusione dell'arto.
  - *Stent e angioplastica:* assistere all'inserimento e al dispiegamento dello stent, somministrare farmaci per prevenire la coagulazione, monitorare la reazione al mezzo di contrasto.
  - *Riparazione di aneurisma:* passaggio di strumenti, monitoraggio della pressione sanguigna e dei segni vitali, monitoraggio di drenaggi e medicazioni.

Punti comuni a tutti gli interventi :

- **Comunicazione:** tenere informato il paziente durante la procedura, rassicurarlo in caso di ansia, segnalare al chirurgo o all'anestesista eventuali anomalie osservate.
- **Sterilità:** garantire la sterilità del campo operatorio, evitare la contaminazione, assicurarsi che tutti gli strumenti siano sterilizzati correttamente.
- **Monitoraggio:** monitorare costantemente il paziente per individuare eventuali segni di sofferenza, allergia o complicazione.

Una collaborazione efficace tra l'infermiere e il chirurgo è essenziale per garantire la sicurezza e l'efficacia degli interventi vascolari. Ogni membro del team ha una responsabilità unica e la loro sincronizzazione è fondamentale per ottenere un risultato ottimale.

Gestione post-operatoria

Il periodo post-operatorio è fondamentale per il recupero del paziente e per il successo della procedura vascolare.

L'infermiere svolge un ruolo centrale nel monitoraggio e nell'assistenza al paziente durante questa fase, assicurando che le complicazioni siano ridotte al minimo e che il paziente sia sulla strada del pieno recupero.

- Monitoraggio dei segni vitali :
  - Monitorare la pressione sanguigna, la frequenza cardiaca, la saturazione di ossigeno e la temperatura.
  - Osservare eventuali segni di instabilità o di cambiamento improvviso.
- Valutazione della perfusione tissutale :
  - Controlli regolarmente il colore, la temperatura e la sensazione dell'arto o dell'area operata.
  - Valutare il polso distale per assicurarsi che non ci sia una compromissione circolatoria.
- Monitoraggio del sito chirurgico :
  - Esamini regolarmente l'area dell'incisione per individuare eventuali segni di infezione, sanguinamento o trasudamento.
  - Verifichi che i drenaggi (se presenti) funzionino correttamente e prenda nota della quantità e della qualità delle secrezioni.
- Gestione del dolore :
  - Valutare regolarmente il livello di dolore del paziente.
  - Somministrare gli analgesici come prescritto e monitorare la risposta e gli effetti collaterali.
- Mobilitazione precoce :
  - Incoraggiare il paziente a muoversi e a camminare non appena si ritiene sicuro farlo, per evitare le complicazioni associate all'immobilità, come la trombosi venosa profonda.
- Idratazione e nutrizione :
  - Monitorare l'assunzione e l'emissione di liquidi per garantire un'idratazione adeguata.

- Incoraggi una dieta equilibrata per favorire la guarigione.
- Educazione del paziente :
  - Istruire il paziente sulla cura dell'incisione, sui segni di infezione o sulle complicazioni a cui prestare attenzione.
  - Discutere dei farmaci, del dosaggio e dei possibili effetti collaterali.
  - Fornire informazioni sulle limitazioni all'attività, sul ritorno al lavoro e su altre preoccupazioni quotidiane.
- Pianificare la gita:
  - Valutare la capacità del paziente di prendersi cura di se stesso a casa.
  - Organizzare appuntamenti di follow-up e garantire che i pazienti abbiano accesso a tutte le risorse necessarie per il loro recupero.
- Comunicazione con l'équipe medica:
  - Lavorare a stretto contatto con chirurghi, anestesisti e altri professionisti sanitari per garantire un'assistenza coerente e completa.
  - Riferisca qualsiasi preoccupazione o potenziale complicazione.

La gestione post-operatoria è una combinazione di valutazione clinica, assistenza infermieristica pratica ed educazione del paziente. Ha lo scopo di garantire che il paziente si riprenda completamente e rapidamente, riducendo al minimo il rischio di complicazioni. Una gestione efficace e attenta durante questo periodo può influenzare notevolmente i risultati a lungo termine del paziente.

Capitolo 5

STRUMENTI E ATTREZZATURE

Introduzione agli strumenti essenziali

Nella chirurgia vascolare, come in molte altre aree della medicina, gli strumenti svolgono un ruolo indispensabile. Questi strumenti, progettati con cura e spesso perfezionati nel corso di decenni, consentono ai chirurghi di eseguire operazioni delicate con precisione. Sono gli immancabili alleati degli operatori sanitari, che permettono alla mano umana di raggiungere, manipolare e riparare le strutture, a volte minuscole, nel cuore del nostro sistema circolatorio.

Quando ci si immerge nel mondo della chirurgia vascolare, la varietà e la specializzazione degli strumenti può essere impressionante. Le delicate pinze utilizzate per manipolare i vasi, le sonde impiegate per esplorarli o i cateteri utilizzati per introdurre altri strumenti o somministrare farmaci direttamente nel sistema vascolare, sono tutti testimoni della costante evoluzione di questa specialità medica.

E poi ci sono gli strumenti più tecnologici, come le macchine per l'angiografia che utilizzano i raggi X per visualizzare i vasi in tempo reale, o gli ultrasuoni per rilevare il flusso sanguigno. Queste apparecchiature high-tech sono essenziali per guidare il chirurgo, offrendogli una finestra sul mondo nascosto all'interno del nostro corpo.

Ma al di là della loro funzione immediata, questi strumenti raccontano anche una storia. Parlano delle sfide che la chirurgia vascolare ha affrontato, delle innovazioni che hanno rivoluzionato il campo e della costante evoluzione delle conoscenze e delle tecniche. Ogni strumento riflette un'esigenza, una situazione clinica da risolvere, e sono il frutto dell'ingegno umano dedicato a salvare vite umane.

Quindi, in qualità di infermiere o professionista sanitario che si affaccia a questo settore, è fondamentale dedicare del tempo alla comprensione e al rispetto di questi strumenti. Non solo perché sono essenziali per la pratica quotidiana, ma anche perché sono un simbolo dell'impegno collettivo per migliorare l'assistenza e il benessere dei pazienti.

Nelle prossime pagine, approfondiremo questi strumenti essenziali, ma per ora salutiamoli: sono gli eroi silenziosi della chirurgia vascolare.

Manutenzione, sterilizzazione e precauzioni

La chirurgia vascolare, con le sue procedure delicate e il minimo margine di errore, richiede un'attenzione scrupolosa non solo in termini di abilità tecnica, ma anche di manutenzione e sterilizzazione degli strumenti utilizzati. La prevenzione delle infezioni è fondamentale e ogni fase, dalla preparazione all'intervento, deve essere meticolosamente orchestrata per garantire la sicurezza del paziente.

Gli strumenti chirurgici, dalle semplici pinze ai sofisticati dispositivi elettronici, sono potenziali vettori di infezione se non vengono sottoposti a una corretta manutenzione. La sterilizzazione è una fase essenziale, che elimina tutti i microrganismi patogeni che potrebbero compromettere il successo dell'intervento.

La manutenzione regolare delle apparecchiature assicura che funzionino in modo ottimale. Strumenti con una manutenzione insufficiente o difettosi possono non solo compromettere un'operazione, ma anche causare danni diretti al paziente. Le apparecchiature di imaging, ad esempio, devono essere calibrate con precisione per fornire immagini chiare e precise per guidare il chirurgo durante l'operazione.

Ma la sterilizzazione non riguarda solo gli strumenti. L'ambiente operatorio stesso, dai tavoli chirurgici alle luci, dal pavimento all'aria, deve essere rigorosamente controllato. Vengono messe in atto rigorose procedure di pulizia e disinfezione, spesso supervisionate da team dedicati che assicurano che la sala operatoria rimanga un'oasi di pulizia.

Oltre alla sterilizzazione, vengono prese precauzioni per evitare altri rischi. Per esempio, l'esposizione prolungata ai raggi X utilizzati nell'angiografia può essere dannosa. È quindi essenziale limitare il tempo di esposizione e utilizzare un equipaggiamento protettivo adeguato.

Per gli infermieri di chirurgia vascolare, questo aspetto della professione richiede una formazione approfondita. Comprendere le sfumature di ogni strumento, sapere come e quando deve essere sterilizzato e conoscere le precauzioni da prendere per proteggere sia il paziente che l'équipe medica sono tutte competenze essenziali.

La manutenzione, la sterilizzazione e le precauzioni sono pilastri fondamentali della chirurgia vascolare. Riflettono un profondo impegno per la qualità delle cure, la sicurezza e l'eccellenza clinica, assicurando che ogni operazione venga eseguita nelle migliori condizioni possibili.

Tecnologia moderna e innovazione

La medicina è in costante evoluzione e si affida sempre più ai progressi tecnologici per migliorare la diagnosi, il trattamento e l'assistenza ai pazienti. La chirurgia vascolare non fa eccezione a questa tendenza. L'intersezione tra ricerca medica, ingegneria biomedica e tecnologia informatica ha portato a innovazioni rivoluzionarie che hanno trasformato questa specialità.

La prima grande rivoluzione è stata l'introduzione dell'imaging medico avanzato. Dispositivi come l'angiografo, che utilizza i raggi X per visualizzare i vasi sanguigni in tempo reale, hanno permesso ai chirurghi di diagnosticare con precisione le anomalie vascolari senza dover ricorrere a interventi chirurgici invasivi. Successivamente, l'ecografia Doppler ha fornito una finestra non invasiva sulla circolazione sanguigna, rilevando il flusso sanguigno anomalo o ostruito con notevole precisione.

L'era digitale ha introdotto anche la chirurgia assistita da robot. Questi sistemi, che sono diretti dai chirurghi ma beneficiano di una precisione meccanica, possono eseguire operazioni delicate con una destrezza e un'accuratezza senza pari. Inoltre, minimizzano le incisioni, riducendo il rischio di infezioni e accelerando il recupero.

I progressi nei biomateriali hanno anche aperto la strada alle innovazioni nella chirurgia vascolare. Ad esempio, gli stent, piccoli tubi di metallo o di plastica, vengono utilizzati per aprire vasi ristretti o bloccati. Questi dispositivi, che vengono costantemente migliorati, sono ora progettati per essere più durevoli, compatibili e talvolta anche per somministrare farmaci direttamente nel sito di impianto.

Anche le applicazioni di realtà aumentata e virtuale stanno guadagnando terreno. Offrono ai chirurghi una visualizzazione 3D delle strutture vascolari, consentendo una pianificazione chirurgica più precisa e un migliore orientamento durante le procedure.

Anche l'intelligenza artificiale e l'apprendimento automatico si stanno facendo strada nel settore. Sofisticati algoritmi possono aiutare ad analizzare le immagini mediche, a rilevare le anomalie e persino a prevedere i rischi sulla base di modelli di dati.

Tuttavia, nonostante questi impressionanti progressi tecnologici, la chirurgia vascolare rimane fondamentalmente una professione di uomini per uomini. Le macchine possono aiutare, ma è il chirurgo, con la sua esperienza, il suo giudizio e la sua compassione, che è al centro di ogni operazione di successo. La tecnologia e le innovazioni moderne sono strumenti, estensioni delle competenze del chirurgo, non sostituti. Simboleggiano il brillante futuro della chirurgia vascolare, combinando il meglio dell'ingegno umano con la promessa di una migliore assistenza al paziente.

Capitolo 6

INTERAZIONE CON IL PAZIENTE

Valutazione preoperatoria del paziente

La valutazione preoperatoria è una fase cruciale della preparazione all'intervento chirurgico. È il momento in cui il chirurgo e il suo team raccolgono informazioni essenziali sul paziente, valutano i rischi potenziali e determinano l'approccio chirurgico migliore. Nella chirurgia vascolare, questa valutazione è ancora più cruciale perché le operazioni coinvolgono strutture che forniscono sangue ossigenato a ogni angolo del corpo.

Prima di tutto, viene esaminata attentamente l'anamnesi del paziente. Questo include qualsiasi storia di malattie cardiovascolari, ipertensione, diabete o altre condizioni che possono influire sulla salute vascolare. I chirurghi esaminano anche gli interventi chirurgici precedenti, i farmaci che il paziente sta assumendo ed eventuali storie familiari di malattie vascolari.

Anche i sintomi presentati dal paziente vengono analizzati in modo approfondito. Dolori alle gambe quando si cammina, ferite che non guariscono correttamente o segni di cattiva circolazione possono indicare una diagnosi.

Di solito viene ordinata una serie di esami diagnostici. Questi possono includere l'ecografia Doppler per valutare il flusso sanguigno, l'angiografia per visualizzare i vasi sanguigni o altri esami di imaging come la tomografia computerizzata (TC) o la risonanza magnetica (RM). Questi esami forniscono un quadro chiaro della situazione vascolare del paziente e guidano il chirurgo nella sua pianificazione.

Anche la valutazione della funzione cardiaca è essenziale, poiché qualsiasi intervento chirurgico può mettere a dura prova il cuore. Possono essere necessari esami come l'elettrocardiogramma (ECG) o l'ecocardiografia.

I risultati degli esami di laboratorio, come le analisi del sangue, forniscono ulteriori informazioni sullo stato di salute generale del paziente, sulla capacità di coagulazione e su altri parametri che possono influenzare l'operazione.

Da un punto di vista fisico, si possono valutare anche la mobilità, la forza e lo stato nutrizionale del paziente. Il recupero dall'intervento chirurgico può dipendere in parte da questi fattori.

Infine, la valutazione preoperatoria comprende anche una dimensione psicologica. È fondamentale capire le aspettative, le preoccupazioni e lo stato emotivo del paziente, perché l'intervento chirurgico, per quanto possa essere di routine per un chirurgo, è spesso un evento importante per il paziente.

La valutazione preoperatoria è una fase multidimensionale che prende in considerazione ogni aspetto della salute e della vita del paziente. Getta le basi per un'operazione di successo e guida il chirurgo e il suo team nel complesso e delicato processo della chirurgia vascolare. Si tratta di una danza delicata tra scienza, tecnologia e umanità, con il benessere e la sicurezza del paziente come obiettivo finale.

Educare il paziente : spiegazioni e rassicurazioni

L'avvicinarsi di un intervento chirurgico è spesso un momento di ansia per i pazienti. L'ignoto, la paura del dolore, l'apprensione per le possibili complicazioni, le preoccupazioni per la convalescenza... sono tutte emozioni e domande che possono sopraffare il paziente. In questo contesto, il ruolo dell'infermiera e dell'équipe medica non si limita alla preparazione fisica del paziente all'intervento.

L'educazione, le spiegazioni dettagliate e la rassicurazione sono altrettanto essenziali.

1. L'importanza di una comunicazione chiara:
Un paziente ben informato è spesso un paziente più rilassato. Spiegare in dettaglio la natura dell'operazione, le fasi chiave dell'intervento e il decorso post-operatorio aiuta a demistificare il processo. Utilizzando un linguaggio chiaro, evitando il più possibile il gergo medico, l'équipe può aiutare il paziente a visualizzare e a capire cosa deve aspettarsi.

2. Rispondere alle domande:
Ogni paziente è unico e avrà le proprie domande e preoccupazioni. È essenziale dedicare del tempo a rispondere a queste domande, sia che riguardino i dettagli dell'intervento, la durata della degenza, le possibili cicatrici o le restrizioni post-operatorie.

3. Rassicurazioni sul dolore e sulla sua gestione:
Una delle preoccupazioni principali è spesso il dolore. È fondamentale rassicurare il paziente sulla gestione del dolore, sugli analgesici che verranno somministrati e sui metodi alternativi di gestione del dolore.

4. Sottolineare l'importanza della collaborazione:
I pazienti non sono semplici destinatari passivi delle cure. Incoraggiarli a partecipare attivamente alla loro guarigione, sia attraverso esercizi di respirazione o di mobilità, sia semplicemente rispettando le istruzioni mediche, significa che svolgono un ruolo attivo nella loro stessa guarigione.

5. Dare valore al supporto emotivo:
L'intervento chirurgico non è solo un evento fisico. Il supporto emotivo, sotto forma di ascolto, di presenza rassicurante o di collegamento con gruppi di sostegno, può essere prezioso.

6. Introduzione della tecnologia :
Con l'avvento della tecnologia moderna, anche gli strumenti digitali possono essere utilizzati per educare i pazienti. Video esplicativi, applicazioni dedicate alla

chirurgia o piattaforme interattive possono essere utilizzate per integrare l'educazione tradizionale.

7. Prepararsi per il futuro :
Oltre all'intervento chirurgico in sé, è fondamentale educare i pazienti alla fase post-operatoria: cura delle ferite, riabilitazione, follow-up medico, segnali di allarme a cui prestare attenzione, ecc.

Educare e rassicurare un paziente prima di un intervento di chirurgia vascolare è un compito multidimensionale che combina abilità tecnica, empatia e comunicazione. Si tratta di una fase che, se correttamente padroneggiata, facilita notevolmente l'operazione e la convalescenza del paziente. È un'arte delicata che combina scienza e umanità, poiché le esperienze, le esigenze e le aspettative di ogni paziente sono uniche.

Follow-up e riabilitazione post-operatoria

Il periodo post-operatorio nella chirurgia vascolare è altrettanto essenziale, se non di più, dell'intervento stesso. Determina la qualità del recupero, la minimizzazione delle complicanze e il raggiungimento dei risultati attesi. Un monitoraggio rigoroso e una riabilitazione appropriata sono quindi essenziali per garantire ai pazienti il miglior risultato possibile dopo l'intervento.

1. Le prime ore dopo l'operazione:
Questa è la fase acuta, in cui il paziente viene monitorato da vicino, spesso in una sala di recupero o in un'unità di terapia intensiva. L'équipe medica controlla regolarmente i segni vitali e le condizioni della ferita chirurgica, e si assicura che non ci siano emorragie o altre complicazioni immediate.

2. Gestione del dolore :

Viene messo in atto un protocollo analgesico per garantire il comfort del paziente. Viene regolato in base al feedback del paziente e all'evoluzione del dolore.

3. Monitoraggio vascolare :

Il flusso sanguigno nell'area operata viene controllato regolarmente, mediante palpazione, auscultazione o metodi più sofisticati come l'ecografia Doppler.

4. Mobilitazione precoce:

A meno che non sia controindicato, è consigliabile mobilizzare il paziente fin dalle prime fasi. Questo favorisce una migliore circolazione sanguigna, previene le complicazioni polmonari e favorisce un recupero più rapido.

5. Cura delle ferite :

L'assistenza post-operatoria comprende anche l'ispezione e la pulizia delle incisioni e il controllo di eventuali infezioni o complicazioni della ferita.

6. Istruzione e consulenza:

I pazienti vengono istruiti sull'assistenza domiciliare, su come riconoscere i segni di complicazioni e ricevono linee guida sull'attività fisica, sull'alimentazione e sull'assunzione di farmaci.

7. Riabilitazione :

A seconda dell'entità dell'intervento e delle esigenze individuali del paziente, può essere necessaria una fase di riabilitazione. Questa può includere fisioterapia, esercizi di rafforzamento muscolare o sessioni di educazione per adottare uno stile di vita sano e favorevole alla salute vascolare.

8. Follow-up a lungo termine :

Il follow-up post-operatorio non termina quando il paziente lascia l'ospedale. Sono previste consultazioni regolari per monitorare i progressi del paziente, adeguare i trattamenti e garantire che i risultati ottenuti durino nel tempo.

9. Supporto psicologico :

Anche un intervento chirurgico riuscito può avere un impatto emotivo sul paziente. Il supporto psicologico, sotto forma di sessioni individuali o di gruppi di sostegno, può essere utile per aiutare il paziente a superare le sfide emotive del periodo post-operatorio.

10. Integrare i progressi tecnologici:

Con la costante evoluzione della tecnologia, nuovi strumenti e metodi vengono regolarmente aggiunti al monitoraggio post-operatorio, offrendo ai pazienti modi più precisi e confortevoli per monitorare il loro recupero.

Il follow-up post-operatorio nella chirurgia vascolare è un processo completo, che comprende sia aspetti medici che psicologici. È una combinazione di scienza, umanità e dedizione, con un unico obiettivo: il benessere e la salute ottimale del paziente dopo l'intervento.

Capitolo 7

Gestione delle complicazioni

Identificazione rapida
segnali di avvertimento

Nel mondo frenetico e complesso della chirurgia vascolare, la capacità di identificare i primi segnali di allarme può letteralmente fare la differenza tra la vita e la morte. Questi segnali possono indicare complicazioni imminenti e il riconoscimento precoce consente di avviare rapidamente interventi correttivi, evitando sequele potenzialmente gravi.

1. Riconoscere l'ischemia :
L'ischemia si riferisce alla riduzione o alla cessazione dell'apporto di sangue a un organo o a un tessuto. I sintomi classici, in particolare per gli arti, sono le "5 P": dolore, pallore, assenza di polso, parestesia e paralisi.

2. Monitoraggio delle ferite chirurgiche:
Arrossamento, gonfiore, calore o secrezione purulenta eccessivi possono essere segni di infezione. La separazione dei bordi della ferita può indicare un problema di guarigione.

3. Cambiamenti neurologici:
Cambiamenti improvvisi di coscienza, eloquio confuso, debolezza da un lato del corpo o alterazioni della vista potrebbero indicare una complicazione cerebrovascolare, come un ictus.

4. Cambiamenti nei segni vitali:
Un rapido aumento della frequenza cardiaca, un calo della pressione sanguigna o cambiamenti nella respirazione possono essere indicatori precoci di un'emorragia interna o di altre complicazioni importanti.

5. Dolore addominale :
Un dolore addominale improvviso e grave dopo un intervento di chirurgia vascolare addominale può segnalare una complicazione come l'ischemia intestinale.

6. Edema :
Un gonfiore improvviso di un arto può indicare un coagulo di sangue o un'altra ostruzione vascolare.

7. Cambiamenti della pelle :
La cianosi (una sfumatura bluastra della pelle) o le chiazze possono essere segni di ipossia o di scarsa perfusione.

8. Sintomi respiratori :
Respiro affannoso, dolore improvviso al petto o tosse con espettorato sanguinolento possono indicare complicazioni polmonari come l'embolia.

9. Vene varicose o vene gonfie :
La comparsa improvvisa di vene dilatate o di aree gonfie può suggerire un'ostruzione venosa o una trombosi.

10. Dolore inspiegabile :
Qualsiasi dolore improvviso e grave senza una causa evidente dopo un intervento di chirurgia vascolare deve essere preso sul serio e valutato immediatamente.

Nell'assistenza vascolare, il monitoraggio attento e l'identificazione precoce dei segnali di allarme sono essenziali. Questi indizi clinici, a volte sottili, sono segnali di allarme che indicano che qualcosa non va. Un'azione tempestiva e appropriata su questi segnali può prevenire complicazioni maggiori, migliorando gli esiti del paziente.

Protocolli di emergenza e di risposta

La chirurgia vascolare, che si concentra sulla gestione dei vasi sanguigni, è naturalmente soggetta a situazioni di emergenza. I protocolli di emergenza e di intervento sono utilizzati per guidare l'équipe medica attraverso i passi essenziali per rispondere in modo rapido ed efficace a queste crisi, massimizzando la sicurezza del paziente.

1. Valutazione iniziale :
 • **Stabilizzazione vitale:** dare priorità all'ABC (vie aeree, respirazione, circolazione).

- **Valutazione rapida:** identificare il problema principale, annotare i segni vitali e valutare lo stato neurologico.
- **Comunicazione:** informare immediatamente il chirurgo vascolare o lo specialista di turno.

2. Trombosi arteriosa acuta:
- **Riconoscimento:** identificare rapidamente le "5 P" (dolore, pallore, assenza di polso, parestesia, paralisi).
- **Intervento:** iniziare l'anticoagulazione, preparare il paziente a un eventuale intervento chirurgico d'emergenza per ripristinare il flusso sanguigno.

3. Rottura dell'aneurisma :
- **Riconoscimento:** dolore intenso all'addome o alla schiena, calo della pressione sanguigna, massa pulsatile.
- **Intervento:** stabilizzazione emodinamica, preparazione rapida all'intervento chirurgico o endovascolare.

4. Embolia polmonare :
- **Riconoscimento:** dispnea, dolore toracico, sincope.
- **Intervento:** stabilizzazione, anticoagulazione, ecografia cardiaca o TAC del torace a seconda della situazione.

5. Ischemia mesenterica :
- **Riconoscimento:** dolore addominale sproporzionato rispetto all'esame clinico, acidosi lattica.
- **Intervento:** rianimazione, anticoagulazione, intervento chirurgico o endovascolare per ripristinare la perfusione.

6. Complicazioni post-operatorie :
- **Emorragia:** monitoraggio dei drenaggi, dei segni vitali e delle medicazioni.
- **Trombosi dell'innesto:** monitorare il polso distale e l'area irrigata.
- **Infezioni:** identificare i segni precoci come febbre, arrossamento o secrezione.

7. Complicazioni associate all'accesso vascolare:
- **Ematoma:** compressione, monitoraggio ed ecografia se necessario.
- **Infezione:** rimozione del catetere, coltura e somministrazione di antibiotici.

8. Installazione di apparecchiature specifiche :
Alcune apparecchiature, come le pompe di assistenza circolatoria, richiedono protocolli specifici in caso di malfunzionamento o complicazioni.

9. Trasferimento e trasporto :
Disporre di protocolli per il trasferimento sicuro dei pazienti tra i vari reparti, o verso centri specializzati per un trattamento più approfondito.

10. Formazione e simulazioni:
Organizzi regolarmente delle simulazioni di emergenza per garantire che tutto il team abbia familiarità con i protocolli e sia in grado di intervenire rapidamente se necessario.

Preparazione e intervento rapido sono le parole d'ordine quando si tratta di emergenze di chirurgia vascolare. Protocolli standardizzati e regolarmente aggiornati assicurano che, di fronte a qualsiasi situazione critica, l'équipe medica sappia esattamente come agire per garantire il miglior risultato possibile per il paziente.

Supporto emotivo per i pazienti e la famiglia

La chirurgia vascolare, come altri interventi medici, può essere fonte di forte stress non solo per il paziente, ma anche per la sua famiglia. L'attesa dell'intervento, la paura delle complicazioni e l'incognita generale del processo medico possono essere schiaccianti. Il ruolo del personale medico non si limita ai soli aspetti tecnici della medicina, ma comprende anche il supporto emotivo per il paziente e la sua famiglia.

1. L'importanza dell'ascolto:
Il primo passo per il supporto emotivo consiste nell'ascoltare attivamente le preoccupazioni del paziente e della sua famiglia. In questo modo è possibile identificare i timori e le apprensioni e rispondere in modo appropriato.

2. Informazioni chiare e trasparenti:
- **Spiegazioni preoperatorie:** spiegare la procedura, la sua importanza, i benefici attesi e i rischi potenziali.
- **Aggiornamento post-operatorio:** informazioni sull'andamento dell'intervento, sui risultati e sulle fasi successive.

3. Disponibilità e presenza :
È essenziale che il personale sia accessibile per rispondere alle domande o semplicemente per essere presente quando i pazienti o le loro famiglie hanno bisogno di parlare.

4. Incoraggiare le visite :
La presenza di persone care può essere un potente rimedio all'ansia. Incoraggiare le visite nei limiti dei protocolli ospedalieri può essere utile per il benessere emotivo del paziente.

5. Formare i team alla comunicazione empatica:
Il personale deve essere addestrato a comunicare in modo empatico, mostrando comprensione e compassione, senza minimizzare le preoccupazioni del paziente.

6. Aree di riposo per le famiglie :
Gli spazi dedicati dove le famiglie possono riposare, ricaricare le batterie e godersi un momento di tranquillità sono essenziali.

7. Coinvolgere gli specialisti, se necessario:
Psicologi, assistenti sociali o consulenti per l'assistenza spirituale possono fornire un supporto specialistico a seconda delle esigenze individuali.

8. Gruppi di sostegno :
I gruppi di sostegno per i pazienti e le famiglie che vivono esperienze simili possono essere una fonte di conforto e incoraggiamento.

9. Rispetto per la cultura e le credenze:

Riconoscere e rispettare le credenze culturali e religiose dei pazienti e delle loro famiglie è fondamentale per fornire loro un'assistenza adeguata.

10. Prepararsi a tornare a casa:

Spieghi in dettaglio l'assistenza post-operatoria e i segnali di allarme e fornisca risorse per il supporto emotivo dopo la dimissione.

11. Feedback :

Dopo la dimissione, può essere utile un appuntamento di follow-up per valutare le condizioni mediche del paziente e per discutere di eventuali problemi emotivi.

La chirurgia non è solo un'esperienza fisica. Influisce profondamente sulla mente e sulle emozioni dei pazienti e di coloro che li circondano. L'integrazione del supporto emotivo nel processo di cura non solo promuove la guarigione fisica, ma anche il benessere psicologico di tutte le persone coinvolte.

Capitolo 8

COMUNICAZIONE
INTERPROFESSIONALE

Collaborare con chirurghi, anestesisti e tecnici

Il mondo della chirurgia vascolare è interdisciplinare per natura. Il successo delle procedure, dalla diagnosi al trattamento, dipende dalla collaborazione armoniosa tra diversi professionisti del settore sanitario. Questa interazione dinamica, lungi dall'essere una semplice coesistenza professionale, è l'essenza stessa dell'assistenza ottimale al paziente.

1. Dinamiche di squadra :
Ogni membro, dal chirurgo all'anestesista, all'infermiere e al tecnico, apporta una competenza unica. Questa complementarietà professionale è alla base di un'assistenza sicura ed efficace.

2. Preparazione preoperatoria :
- **Con il chirurgo:** l'infermiere collabora per preparare il paziente, per assicurarsi che siano state eseguite tutte le indagini necessarie e che il paziente sia stato informato correttamente.
- **Con l'anestesista:** una valutazione pre-anestetica è fondamentale per anticipare i rischi e garantire una sedazione o un'anestesia ottimale.

3. Durante l'operazione :
- **Sincronizzazione con il chirurgo:** l'infermiere fornisce gli strumenti necessari, anticipa le fasi dell'intervento e può aiutare a gestire le emergenze.
- **Interazione con l'anestesista:** monitoraggio del benessere del paziente, comunicazione dei requisiti di fluidi, farmaci o trasfusioni.
- **Con il tecnico:** assicurarsi che l'attrezzatura sia funzionale, sterile e disponibile.

4. Post-operatorio :
L'infermiere funge da ponte tra il paziente addormentato o semicosciente e gli specialisti, garantendo la continuità dell'assistenza e del monitoraggio.

5. Protocolli e procedure:
Procedure standardizzate, chiaramente comprensibili e accettate da tutti, incoraggiano una collaborazione senza problemi.

6. Incontri regolari e formazione:
Le riunioni periodiche per discutere i casi, condividere i feedback e persino partecipare a corsi di formazione congiunti rafforzano la coesione del team.

7. Comunicazione aperta:
Un ambiente in cui ogni membro si senta libero di esprimere le proprie preoccupazioni, suggerimenti o domande è essenziale per evitare errori e garantire un'assistenza ottimale.

8. Rispetto reciproco :
La gerarchia medica tradizionale si sta evolvendo verso un approccio più incentrato sul team. Riconoscere e valorizzare il contributo di ogni membro, a prescindere dal titolo, è fondamentale.

9. Scenari di emergenza:
Nei momenti critici, una collaborazione efficiente tra tutte le persone coinvolte è fondamentale. Si possono organizzare simulazioni di emergenza per addestrare il team a lavorare insieme in queste situazioni.

10. Feedback costruttivo :
La possibilità di avere un feedback, sia positivo che negativo, consente a ciascun membro del team di migliorare continuamente.

La collaborazione nella chirurgia vascolare non è un lusso, ma una necessità. Assicura che i pazienti ricevano la migliore assistenza possibile, mobilitando le competenze collettive in una danza perfettamente sincronizzata di sforzi concertati.

Condividere le informazioni
con i paramedici

La condivisione di informazioni con il team paramedico è un pilastro essenziale dell'assistenza in chirurgia vascolare. I paramedici, compresi gli infermieri, i tecnici di laboratorio, gli assistenti e altri specialisti, svolgono un ruolo importante nel continuum di cure. Una comunicazione efficace con loro garantisce la sicurezza del paziente, l'efficacia degli interventi e il benessere generale del paziente.

1. Importanza della trasmissione delle informazioni :
Informazioni omesse, incomplete o errate possono portare a errori medici, ritardi nel trattamento o scarso coordinamento.

2. Cartelle e rapporti medici:
L'aggiornamento regolare delle cartelle cliniche, delle osservazioni e dei rapporti assicura che tutti i soggetti coinvolti abbiano accesso alle informazioni più aggiornate sul paziente.

3. Briefing giornalieri:
Le riunioni di passaggio di consegne, spesso tenute al cambio turno, servono ad aggiornare l'équipe sulle condizioni dei pazienti, sugli interventi programmati e su eventuali preoccupazioni particolari.

4. Strumenti di comunicazione:
L'uso di strumenti digitali, come i sistemi informativi ospedalieri, può facilitare la condivisione in tempo reale delle informazioni rilevanti.

5. Formazione e istruzione :
Organizzare sessioni di formazione per i paramedici sulle specificità della chirurgia vascolare, sui segnali di allarme e sulle procedure essenziali.

6. Cancella i protocolli :

L'implementazione di protocolli standardizzati per le situazioni comuni assicura che tutti i soggetti coinvolti sappiano come agire in modo coerente.

7. Feedback dei paramedici:

Incoraggiare il team paramedico a fornire un feedback, a fare domande e a condividere le proprie osservazioni può migliorare la qualità dell'assistenza e rafforzare la collaborazione.

8. Coordinamento con gli specialisti:

La chirurgia vascolare richiede spesso il coinvolgimento di altre specialità (radiologia, cardiologia, ecc.). Assicurarsi che i paramedici siano informati delle raccomandazioni o degli interventi di questi specialisti è essenziale.

9. Preparazione per l'operazione :

Fornire dettagli sul tipo di intervento, sulle esigenze specifiche del paziente e su eventuali complicazioni significa che i paramedici possono preparare l'ambiente operativo in modo appropriato.

10. Gestione delle emergenze :

Stabilire protocolli di comunicazione chiari in caso di emergenza per garantire una risposta rapida e coordinata.

11. Riservatezza :

Tutte le informazioni condivise devono rispettare la riservatezza del paziente e devono essere trasmesse solo agli operatori sanitari direttamente coinvolti nella cura del paziente.

Una comunicazione efficace e trasparente con i paramedici è fondamentale per garantire una gestione olistica nella chirurgia vascolare. Non solo migliora la qualità dell'assistenza, ma crea anche fiducia e collaborazione tra le varie parti coinvolte.

Navigare nelle situazioni comunicazione difficile

La chirurgia vascolare, come altre specialità mediche, può presentare situazioni di comunicazione delicate. Che si tratti di annunciare una diagnosi inaspettata, di gestire le aspettative di un paziente ansioso o di risolvere i conflitti all'interno dell'équipe, è fondamentale sapere come muoversi con tatto ed empatia.

1. Riconoscere la difficoltà:
Il primo passo è riconoscere che una situazione è complessa. Che si tratti di un malinteso, di una cattiva notizia o di una tensione all'interno del team, la consapevolezza è il primo passo verso la risoluzione.

2. Ascolto attivo:
Prestare un orecchio attento non solo aiuta a capire la fonte del problema, ma mostra anche all'altra parte che le sue preoccupazioni vengono prese sul serio.

3. Empatia e compassione:
Mettersi nei panni dell'altro, che sia un paziente, un familiare o un collega, la aiuta a formulare risposte più sensibili e appropriate.

4. Chiarimento :
Se la fonte della difficoltà è un malinteso, è essenziale chiedere un chiarimento. Faccia domande aperte per avere un quadro più chiaro della situazione.

5. Un linguaggio semplice:
Soprattutto in campo medico, è fondamentale assicurarsi che il paziente e la sua famiglia comprendano le informazioni. Eviti il gergo medico e si assicuri che le sue spiegazioni siano chiare.

6. Gestire le emozioni :
È naturale provare emozioni in situazioni di tensione. Tuttavia, è essenziale riconoscerle e gestirle per non lasciare che ostacolino la comunicazione.

7. Chiedere aiuto:
In alcune situazioni, può essere utile ricorrere a un mediatore, sia esso un collega, un supervisore o anche un professionista formato alla mediazione.

8. Offrire soluzioni:
Invece di concentrarsi esclusivamente sul problema, cerchi di lavorare insieme per trovare delle soluzioni. Questo può aiutare a distogliere l'attenzione dalle emozioni negative e a indirizzare la conversazione verso un risultato positivo.

9. Fare un passo indietro:
Se una situazione diventa troppo tesa, può essere utile fare una pausa. Questo le permette di ritrovare la calma, di riflettere sul modo migliore di procedere e di affrontare la situazione con una prospettiva rinnovata.

10. Formazione e istruzione :
Prenda in considerazione la possibilità di seguire corsi di formazione in comunicazione, risoluzione dei conflitti o consulenza per migliorare le sue capacità di comunicazione nelle situazioni difficili.

Ogni situazione di comunicazione difficile è unica e non esiste una soluzione unica per tutti. Tuttavia, adottando un approccio empatico, riflessivo e proattivo, è possibile gestire con successo la maggior parte di queste situazioni, a beneficio del paziente, dell'équipe e dell'assistente stesso.

Capitolo 9

AGGIORNAMENTO E INNOVAZIONI TECNOLOGICHE

Ultimi progressi nell'imaging vascolare

L'imaging vascolare è un campo in costante evoluzione, spinto dai progressi tecnologici e dalle innovazioni scientifiche. Questi recenti sviluppi mirano a migliorare l'accuratezza diagnostica, a ridurre l'invasività delle procedure e ad aumentare la sicurezza del paziente. Ecco alcuni dei principali progressi in questo campo:

- **Angiografia con tomografia computerizzata (Angio-CT)**: sebbene l'Angio-CT non sia una novità, i recenti miglioramenti negli algoritmi e nelle macchine hanno permesso di ottenere immagini a più alta risoluzione, riducendo al contempo la dose di radiazioni ai pazienti.

- **Angiografia a risonanza magnetica (MRA)**: l'MRA, che utilizza le onde magnetiche anziché i raggi X, ha registrato miglioramenti significativi in termini di velocità e chiarezza delle immagini. È particolarmente utile per i pazienti in cui l'esposizione alle radiazioni deve essere ridotta al minimo.

- **Imaging a coerenza ottica (OCT)**: Questa tecnica fornisce immagini microscopiche dei vasi, consentendo di individuare le anomalie in una fase molto precoce o di guidare interventi delicati.

- **Tecniche di fusione di immagini**: combinando diverse modalità di imaging (ad esempio, ecografia e fluoroscopia), queste tecniche forniscono una visione completa e dettagliata dell'area di interesse, aiutando i medici negli interventi guidati.

- **Elastografia**: questa tecnica misura la rigidità dei tessuti, fornendo informazioni preziose sulla salute vascolare e sul rischio potenziale di aneurisma.

- **Imaging molecolare**: si tratta di un'entusiasmante frontiera della ricerca che mira a visualizzare processi molecolari specifici all'interno dei vasi, consentendo la diagnosi precoce delle malattie vascolari a livello molecolare.

- **Tecnologia di riduzione delle radiazioni**: I nuovi sistemi di imaging sono dotati di tecnologie avanzate che riducono al minimo la dose di radiazioni ricevuta dai pazienti, mantenendo la qualità dell'immagine.
- **Software di analisi avanzato**: grazie all'intelligenza artificiale e all'apprendimento automatico, il software può ora aiutare a rilevare automaticamente le anomalie, stimare il flusso sanguigno o persino prevedere il rischio di alcune patologie vascolari.
- **Tecniche di imaging tridimensionale (3D) e realtà aumentata**: queste tecniche forniscono una visione tridimensionale delle strutture vascolari, facilitando la pianificazione e l'esecuzione degli interventi.
- **Microcamere ed endoscopia vascolare**: piccoli dispositivi in grado di navigare nei vasi e di fornire una visione interna dettagliata, utile per interventi mirati.

Questi progressi, pur essendo affascinanti, sono solo la punta dell'iceberg. Il campo dell'imaging vascolare continua ad evolversi, promettendo tecniche ancora più accurate, più veloci e meno invasive per i pazienti. Per chi lavora nel settore medico, è fondamentale tenersi al passo con le nuove tecniche e tecnologie per fornire la migliore assistenza possibile.

Simulazioni e formazione virtuale per gli infermieri

Nell'era della digitalizzazione e delle tecnologie avanzate, la formazione infermieristica si è evoluta notevolmente. Le simulazioni e la formazione virtuale sono emerse come strumenti essenziali per fornire un'istruzione pratica senza i rischi associati alle situazioni cliniche reali. Vediamo come questi metodi stanno rivoluzionando la formazione infermieristica.

1. Vantaggi delle simulazioni:
   - **Apprendimento senza rischi:** gli studenti possono esercitarsi in procedure complesse o gestire le emergenze senza mettere a rischio i pazienti reali.
   - **Ripetizione:** le simulazioni consentono di ripetere una procedura tutte le volte che è necessario, incoraggiando la padronanza e la fiducia.
   - **Feedback immediato:** i sistemi di simulazione offrono spesso un feedback in tempo reale, consentendo agli studenti di correggere gli errori sul posto.
2. Tipi di simulazione:
   - **Manichini ad alta fedeltà:** questi manichini riproducono fedelmente le reazioni fisiologiche umane, offrendo un'esperienza realistica di cura del paziente.
   - **Simulazioni basate sulla realtà virtuale:** utilizzando gli occhiali VR, gli studenti possono immergersi in un ambiente ospedaliero virtuale, esercitandosi nelle competenze e interagendo con pazienti virtuali.
   - **Giochi seri e applicazioni educative:** i giochi progettati per scopi formativi consentono di imparare divertendosi, aumentando il coinvolgimento degli studenti.
3. Formazione virtuale :
   - **Piattaforme di apprendimento online:** i corsi, i moduli e i workshop sono accessibili ovunque e in qualsiasi momento, offrendo agli studenti flessibilità.
   - **Webinar e conferenze virtuali:** gli esperti del settore possono condividere le loro conoscenze con studenti di tutto il mondo, abbattendo le barriere geografiche.
   - **Realtà aumentata:** sovrapponendo le informazioni digitali all'ambiente reale, offre un'esperienza di apprendimento arricchita.

4. Valutazione e feedback :
- **Registrazioni video: Le** sessioni di simulazione possono essere registrate e visualizzate per una valutazione dettagliata.
- **Intelligenza artificiale:** alcuni sistemi avanzati utilizzano l'intelligenza artificiale per fornire un feedback accurato e personalizzato sulle prestazioni degli studenti.

5. Sfide e considerazioni:
- **Costo:** l'investimento iniziale nella tecnologia di simulazione può essere elevato, anche se i vantaggi a lungo termine spesso giustificano il costo.
- **Formazione dei formatori:** per massimizzare l'efficacia delle simulazioni, gli insegnanti stessi devono essere formati per utilizzare questi strumenti.
- **Un complemento, non un sostituto:** sebbene le simulazioni offrano enormi vantaggi, non dovrebbero sostituire completamente l'esperienza clinica reale.

Le simulazioni e la formazione virtuale arricchiscono la formazione infermieristica, fornendo un'esperienza pratica in un ambiente controllato. Integrando questi strumenti moderni con i metodi di insegnamento tradizionali, possiamo preparare la prossima generazione di infermieri a fornire un'assistenza eccellente in un mondo medico in costante evoluzione.

Telechirurgia e telemedicina in chirurgia vascolare

La telechirurgia e la telemedicina rappresentano una fusione tra tecnologia medica e informatica, aprendo nuovi orizzonti per l'assistenza ai pazienti. Nel campo della chirurgia vascolare, questi progressi promettono di migliorare l'accesso alle cure, la precisione delle operazioni e la formazione dei professionisti.

1. Telechirurgia :
- **Definizione:** la telechirurgia si riferisce all'esecuzione a distanza di interventi chirurgici mediante robot controllati dai chirurghi attraverso una connessione Internet sicura.
- Vantaggi :
  - **Accesso esteso:** consente ai pazienti delle aree remote di avere accesso a chirurghi specializzati.
  - **Maggiore precisione:** i robot chirurgici possono eseguire movimenti estremamente precisi, riducendo il rischio di errori.
  - **Riduzione della fatica del chirurgo:** le operazioni prolungate possono essere meno faticose quando il chirurgo controlla un robot.
- Sfide :
  - **Dipendenza dalla tecnologia:** qualsiasi malfunzionamento tecnologico può rappresentare un rischio.
  - **Formazione:** i chirurghi devono essere formati per utilizzare questi sistemi.
  - **Costi:** l'investimento iniziale nelle apparecchiature robotiche è elevato.
2. Telemedicina nella chirurgia vascolare:
- **Consulti a distanza:** i chirurghi vascolari possono valutare, diagnosticare e consigliare i pazienti che si trovano a distanza, utilizzando piattaforme di videoconferenza.
- **Monitoraggio post-operatorio:** la telemedicina permette di monitorare i pazienti dopo un'operazione, di valutare la guarigione e di rilevare eventuali complicazioni senza dover viaggiare spesso.
- **Collaborazione medica:** i chirurghi possono collaborare con altri specialisti in remoto per discutere casi complessi ed elaborare piani di trattamento.

- **Istruzione e formazione:** la telemedicina offre anche opportunità di formazione continua per i chirurghi e i team medici.

3. Implicazioni future:
   - **Ampliare l'accesso:** con la democratizzazione della tecnologia, sempre più pazienti in tutto il mondo potrebbero avere accesso a cure specialistiche.
   - **Innovazioni tecnologiche: i** progressi futuri potrebbero includere una migliore tattica per la telechirurgia, la realtà aumentata per la visualizzazione dei vasi sanguigni e l'intelligenza artificiale per l'assistenza diagnostica.
   - **Standard e normative :** Con la diffusione di queste tecnologie, sarà fondamentale stabilire degli standard per garantire la sicurezza del paziente.

La telechirurgia e la telemedicina nella chirurgia vascolare rappresentano una promettente fusione tra tecnologia e medicina. Se questi metodi continuano a svilupparsi, hanno il potenziale di trasformare il modo in cui vengono fornite le cure, rendendo la chirurgia vascolare più accessibile e più accurata per i pazienti di tutto il mondo.

Capitolo 10

GESTIONE DEL RISCHIO E LA SICUREZZA DEL PAZIENTE

Identificare e anticipare
Pericoli potenziali

Sebbene la chirurgia vascolare sia una parte essenziale della medicina moderna, ha anche la sua parte di rischi potenziali. Identificare e anticipare questi rischi è fondamentale per garantire la sicurezza del paziente e il buon funzionamento delle operazioni.

1. Identificazione del pericolo:
   - **Emorragia:** un rischio sempre presente in chirurgia, soprattutto quando si opera sui vasi sanguigni. Un'emorragia incontrollata può avere conseguenze gravi.
   - **Trombosi ed embolia:** i coaguli di sangue possono formarsi dopo l'intervento chirurgico, bloccando potenzialmente i vasi sanguigni vitali.
   - **Infezioni:** qualsiasi intervento chirurgico espone il paziente al rischio di infezione, sia locale (nel sito di incisione) che sistemica.
   - **Danni ai nervi:** i nervi vicini ai siti di intervento possono essere danneggiati, causando dolore, intorpidimento o perdita di funzionalità.
   - **Complicazioni anestetiche:** le reazioni avverse all'anestesia possono includere allergie, problemi respiratori o effetti sul sistema cardiovascolare.
   - **Fallimento dell'innesto o dello stent:** Quando si introducono nell'organismo materiali estranei, come gli stent, esiste il rischio di rigetto o di fallimento.
2. Anticipazione e prevenzione :
   - **Valutazione preoperatoria dettagliata:** è essenziale una valutazione approfondita del paziente, compresa la sua storia medica, gli interventi precedenti e i rischi particolari.
   - **Pianificazione chirurgica meticolosa: una** pianificazione precisa dell'intervento, con immagini di

alta qualità e mappatura dei vasi, significa che ci sono meno sorprese durante l'intervento.

- **Tecniche atraumatiche:** utilizzo di strumenti e tecniche che riducono al minimo il trauma ai tessuti e ai vasi.
- **Antibiotici profilattici:** in alcuni casi, la somministrazione di antibiotici prima dell'intervento può ridurre il rischio di infezione.
- **Monitoraggio post-operatorio:** un'attenta osservazione dopo l'intervento consente di individuare e trattare rapidamente eventuali complicazioni.
- **Formazione continua:** garantire che i chirurghi e l'équipe medica siano regolarmente formati sulle ultime tecniche, tecnologie e protocolli di sicurezza.
- **Preparazione alle emergenze:** disporre di protocolli chiari in caso di emergenza, come un'emorragia, e assicurarsi che tutta l'équipe sia formata per attuarli.

Pur riconoscendo che la chirurgia vascolare, come qualsiasi procedura medica, comporta dei rischi, una preparazione rigorosa, una conoscenza approfondita e un monitoraggio attento possono contribuire a minimizzare questi pericoli.

Protocolli di sicurezza e liste di controllo

I protocolli di sicurezza e le liste di controllo sono essenziali per garantire la sicurezza dei pazienti e degli operatori sanitari nella chirurgia vascolare. Servono a standardizzare le procedure, a minimizzare le omissioni e a garantire un approccio coerente a ogni intervento.

1. Prima dell'operazione :
- Valutazione preoperatoria :
    - Raccogliere l'anamnesi del paziente.

- Esecuzione di un esame fisico.
- Eseguire gli esami di laboratorio pertinenti (ad esempio, i test di coagulazione).
- Verifichi la presenza di un'anamnesi di allergie, in particolare agli anestetici o a farmaci specifici.
- Valutare la necessità di una profilassi antibiotica.
- Consenso informato :
  - Assicurarsi che il paziente sia stato informato dei rischi, dei benefici e delle alternative dell'intervento.
  - Ottenere e documentare il consenso informato firmato.
- Preparazione del sito chirurgico :
  - Depilazione, se necessario.
  - Pulizia e disinfezione del sito.
2. Durante l'operazione :
- Lista di controllo per la sicurezza in sala operatoria (basata sul protocollo OMS) :
  - Prima di indurre l'anestesia: verificare l'identità del paziente, il tipo di intervento previsto e il sito chirurgico.
  - Prima dell'incisione cutanea: confermi tutti i dettagli dell'operazione, si assicuri che il team sia pronto e confermi che tutte le attrezzature necessarie siano presenti e funzionanti.
  - Prima che il paziente lasci la sala operatoria: controllare l'integrità delle suture, contare gli strumenti e le compresse, annotare eventuali complicazioni e discutere le raccomandazioni post-operatorie.
- Gestione anestetica :
  - Monitoraggio continuo dei segni vitali.
  - Somministrazione e monitoraggio dei farmaci anestetici.
  - Assicurarsi che il paziente sia ben ossigenato e ventilato.

3. Dopo l'operazione :
- Monitoraggio post-operatorio :
  - Monitorare i segni vitali.
  - Valutare il dolore e somministrare analgesici, se necessario.
  - Monitorare il sanguinamento o altre secrezioni nel sito chirurgico.
  - Valutare la funzione vascolare distale (polso, colore, temperatura).
- Cura delle ferite :
  - Controlli regolarmente la ferita per individuare eventuali segni di infezione.
  - Cambiare le medicazioni secondo le istruzioni o se sono sporche.
- Debriefing con il team:
  - Discutere di eventuali problemi o complicazioni insorti durante l'operazione.
  - Rivedere ciò che è andato bene e identificare le aree da migliorare.

Questi protocolli e liste di controllo sono solo un esempio di ciò che può essere utilizzato in chirurgia vascolare. È essenziale che ogni struttura medica adatti questi elenchi alle proprie esigenze specifiche, alle procedure eseguite e alle risorse disponibili. Anche la formazione e gli aggiornamenti regolari sono fondamentali per garantire che tutto il personale sia consapevole delle migliori prassi e delle procedure di sicurezza.

Il ruolo dell'infermiere nel migliorare la qualità dell'assistenza

Gli infermieri svolgono un ruolo centrale e indispensabile nel fornire e migliorare l'assistenza ai pazienti. La loro posizione unica all'incrocio delle interazioni tra medici, pazienti, famiglie e altri operatori sanitari significa che possono dare un contributo significativo alla qualità dell'assistenza. Ecco un'esplorazione dettagliata di questo ruolo vitale.

1. Valutazione continua delle esigenze del paziente:
   - Grazie alla loro presenza costante con i pazienti, gli infermieri valutano regolarmente le loro condizioni, notando qualsiasi cambiamento nel loro stato fisico o psicologico.
   - Questa valutazione continua ci permette di anticipare e rispondere rapidamente alle esigenze mutevoli dei pazienti.
2. Promuovere la sicurezza del paziente:
   - Gli infermieri garantiscono la sicurezza dei pazienti, ad esempio assicurandosi che i farmaci siano somministrati correttamente e che il rischio di cadute sia ridotto al minimo.
   - Spesso sono i primi a notare e a segnalare potenziali errori o anomalie nel processo di cura.
3. Coordinamento delle cure:
   - Gli infermieri coordinano il lavoro dei vari professionisti sanitari coinvolti nella cura del paziente, garantendo un approccio multidisciplinare armonioso.
4. Educazione del paziente e della famiglia:
   - Informare i pazienti e le loro famiglie sulle malattie, i trattamenti, le cure post-operatorie e la prevenzione è una funzione chiave degli infermieri.
   - Questa educazione aiuta a migliorare l'aderenza al trattamento e a responsabilizzare i pazienti nella gestione della propria salute.
5. Difesa delle esigenze del paziente:
   - Gli infermieri difendono gli interessi e le esigenze dei pazienti, assicurandosi che la loro voce sia ascoltata e i loro diritti rispettati.
6. Partecipazione alla ricerca clinica:
   - Molti infermieri sono coinvolti nella ricerca, contribuendo al miglioramento della pratica basata sull'evidenza e all'innovazione dell'assistenza.

7. Contributo alla formazione e al tutoraggio:
- Gli infermieri esperti svolgono un ruolo essenziale nella formazione e nella guida delle nuove generazioni di infermieri, assicurando che le migliori pratiche vengano continuamente trasmesse.
8. Miglioramento dei processi:
- Grazie alla loro esperienza quotidiana, gli infermieri spesso individuano le aree di miglioramento dei protocolli e dei processi di cura e possono partecipare attivamente alla loro ottimizzazione.
9. Comunicazione e collaborazione:
- Gli infermieri promuovono una comunicazione aperta tra pazienti, famiglie ed équipe mediche, assicurando che tutte le parti interessate siano informate e coinvolte nel processo di cura.
10. Supporto emotivo :
- Oltre all'assistenza fisica, gli infermieri forniscono un supporto psicologico ed emotivo ai pazienti e alle loro famiglie, rafforzando la dimensione umana dell'assistenza.

Il ruolo dell'infermiere va ben oltre la semplice fornitura di assistenza tecnica. È un pilastro centrale dell'assistenza di qualità, che garantisce non solo la sicurezza e il benessere dei pazienti, ma anche l'efficienza e l'umanità del sistema sanitario nel suo complesso.

Capitolo 11

FARMACOLOGIA IN CHIRURGIA VASCOLARE

Farmaci comunemente utilizzati e il loro meccanismo d'azione

I farmaci sono composti progettati per trattare, prevenire o diagnosticare le malattie. Hanno diversi meccanismi d'azione che determinano il loro funzionamento nell'organismo. Ecco un elenco di alcune classi di farmaci comunemente utilizzate e il loro meccanismo d'azione:

- Antibiotici (come la penicillina) :
  - Meccanismo: uccidono o inibiscono la crescita dei batteri. Alcuni funzionano distruggendo la parete cellulare dei batteri, mentre altri inibiscono la loro capacità di sintetizzare le proteine o di copiare il DNA.
- Farmaci antinfiammatori non steroidei (FANS, come l'ibuprofene):
  - Meccanismo: inibiscono gli enzimi (principalmente la cicloossigenasi) responsabili della produzione di prostaglandine, molecole che svolgono un ruolo nell'infiammazione e nel dolore.
- Statine (come l'atorvastatina) :
  - Meccanismo: inibiscono un enzima (HMG-CoA reduttasi) necessario per la produzione di colesterolo da parte del fegato, riducendo così i livelli di colesterolo nel sangue.
- Anticoagulanti (come il warfarin) :
  - Meccanismo: impediscono la coagulazione del sangue interferendo con la cascata della coagulazione o con altri fattori del sangue.
- Antivirali (come l'oseltamivir) :
  - Meccanismo: inibiscono la capacità dei virus di entrare nelle cellule, replicarsi o assemblare e rilasciare nuove particelle virali.

- Antipertensivi (come i beta-bloccanti) :
  - Meccanismo: agiscono rilassando i vasi sanguigni, riducendo il volume del sangue o diminuendo la forza e la velocità della contrazione cardiaca, abbassando così la pressione sanguigna.
- Antidiabetici (come la metformina) :
  - Meccanismo: aumentano la sensibilità all'insulina, stimolano il rilascio di insulina o riducono la produzione di glucosio da parte del fegato.
- Antipsicotici (come il risperidone) :
  - Meccanismo: modulano l'attività di alcuni neurotrasmettitori nel cervello, in particolare la dopamina e la serotonina.
- Antidepressivi (come gli inibitori selettivi della ricaptazione della serotonina, SSRI):
  - Meccanismo: aumentano la disponibilità di alcuni neurotrasmettitori nel cervello, soprattutto la serotonina, inibendo la loro ricaptazione nelle sinapsi.
- Oppiacei (come la morfina) :
- Meccanismo: agiscono sui recettori oppioidi nel cervello per ridurre la percezione del dolore.

Questo elenco è lungi dall'essere esaustivo, in quanto esistono migliaia di farmaci, ciascuno con un proprio meccanismo d'azione. Prima di assumere qualsiasi farmaco, è sempre essenziale consultare un professionista sanitario per comprenderne gli effetti, il meccanismo d'azione e le eventuali interazioni con altri farmaci.

Interazioni farmacologiche
e gli effetti collaterali

Quando diversi farmaci vengono assunti contemporaneamente, possono interagire tra loro in modo prevedibile o imprevedibile. Queste interazioni possono influire sull'efficacia dei farmaci o aumentare il rischio di effetti collaterali.

Interazioni farmacologiche :
- Interazioni farmacodinamiche :
  - Si verificano quando due farmaci hanno effetti simili o opposti sulla stessa funzione fisiologica. Ad esempio, l'assunzione di un antipertensivo con un farmaco che alza la pressione sanguigna.
- Interazioni farmacocinetiche :
  - Queste interazioni modificano l'assorbimento, la distribuzione, il metabolismo o l'escrezione di un farmaco. Per esempio, alcuni farmaci possono inibire o indurre gli enzimi epatici che metabolizzano altri farmaci, alterando così i loro livelli ematici.
- Interazioni alimentari :
  - Alcuni alimenti possono interferire con l'assorbimento o il metabolismo dei farmaci. Per esempio, il pompelmo può aumentare i livelli di alcuni farmaci nel sangue, inibendo un enzima coinvolto nel loro metabolismo.
- Interazioni con integratori o piante medicinali :
  - Prodotti come l'erba di San Giovanni possono interagire con farmaci come gli antidepressivi o gli anticoagulanti, alterandone l'efficacia o aumentando il rischio di effetti collaterali.

Effetti collaterali:
- Effetti collaterali comuni:
    - Questi effetti sono generalmente benigni e prevedibili. Ad esempio, la sonnolenza causata dagli antistaminici o la costipazione causata da alcuni oppioidi.
- Effetti collaterali gravi :
    - Si tratta di effetti rari ma potenzialmente pericolosi, come gravi reazioni allergiche o problemi cardiaci indotti da alcuni farmaci.
- Effetti collaterali ritardati :
    - Possono comparire molto tempo dopo l'inizio del trattamento, come alcuni effetti collaterali della chemioterapia.
- Effetti collaterali legati alla dose :
    - Alcuni effetti sono direttamente collegati alla dose del farmaco somministrato. Per esempio, una dose eccessiva di aspirina può causare problemi all'udito.
- Effetti collaterali idiosincratici :
    - Si tratta di reazioni imprevedibili che non sono correlate alla dose e non sono necessariamente spiegate dalle proprietà farmacologiche note del farmaco.

Le interazioni farmacologiche e gli effetti collaterali sono due preoccupazioni principali quando si prescrivono e si assumono farmaci. Una comunicazione aperta tra paziente e operatore sanitario, una conoscenza approfondita dei farmaci e un monitoraggio regolare possono aiutare a minimizzare i rischi associati e a garantire una terapia farmacologica sicura ed efficace.

Gestione del dolore post-operatorio

Il dolore post-operatorio è una preoccupazione comune sia per i pazienti che per il personale medico. Può influire sul recupero, sulla durata del ricovero e aumentare il rischio di complicazioni. Una gestione efficace del dolore postoperatorio è essenziale per ottimizzare il recupero del paziente e migliorarne il comfort.

Valutazione del dolore :
Il primo passo nella gestione del dolore è la valutazione del dolore. Le scale del dolore visive o verbali, come la Scala Analogica Visiva, possono aiutare a quantificare il livello di dolore percepito dal paziente.
Approcci farmacologici :

- Analgesici non oppioidi :
    - Ad esempio, il paracetamolo o i farmaci antinfiammatori non steroidei (FANS) come l'ibuprofene. Questi farmaci sono spesso utilizzati per il dolore lieve o moderato.
- Oppiacei :
    - Per il dolore da moderato a grave, possono essere prescritti farmaci come morfina, ossicodone o tramadolo. Sono efficaci, ma possono avere effetti collaterali come costipazione, sonnolenza e rischio di dipendenza.
- Additivi :
    - Alcuni farmaci, come gli antidepressivi triciclici o gli anticonvulsivanti, possono essere utilizzati per rafforzare l'effetto analgesico o trattare tipi specifici di dolore, come il dolore neuropatico.

Approcci non farmacologici :
- Tecniche di rilassamento :
  - La respirazione profonda, la meditazione o la visualizzazione possono aiutare a ridurre la percezione del dolore.
- Termoterapia e crioterapia :
  - L'applicazione di calore o freddo può dare un sollievo temporaneo.
- Stimolazione elettrica transcutanea dei nervi (TENS) :
  - Utilizza correnti elettriche per alleviare il dolore.
- Fisioterapia :
  - Il movimento e l'esercizio fisico possono aiutare a ridurre il dolore e a migliorare la funzionalità.

Strategie centrate sul paziente:
- Educazione del paziente :
  - Informare i pazienti su cosa possono aspettarsi in termini di dolore, sulle opzioni di trattamento disponibili e sull'importanza di comunicare i propri livelli di dolore.
- Piano di assistenza personalizzato:
  - Ogni paziente è unico. Il suo piano di gestione del dolore deve essere adattato alle sue esigenze, alle sue preferenze e al suo stato di salute generale.

La gestione del dolore postoperatorio è un aspetto cruciale dell'assistenza dopo l'intervento chirurgico. Richiede un approccio multidimensionale che combina metodi farmacologici e non farmacologici, con un'enfasi sull'ascolto dei pazienti e delle loro esigenze. Una gestione efficace può migliorare notevolmente la soddisfazione del paziente e promuovere un recupero rapido e senza complicazioni.

Capitolo 12

SFIDE ETICHE SPECIFICHE CHIRURGIA VASCOLARE

Assegnazione delle risorse e la definizione delle priorità dei pazienti

In un ambiente medico, ogni decisione è di particolare importanza, soprattutto quando si tratta di allocare risorse limitate e dare priorità ai pazienti. Nella chirurgia vascolare, questo compito è ulteriormente complicato dalla natura urgente e talvolta imprevedibile dei casi, nonché dalla complessità degli interventi.

Comprendere la posta in gioco:
Le risorse, siano esse materiali, umane o finanziarie, sono spesso limitate. L'uso ottimale di queste risorse è fondamentale per garantire un'assistenza di qualità a tutti i pazienti. La definizione delle priorità diventa quindi uno strumento essenziale per determinare chi deve essere trattato per primo, in base alla gravità, all'urgenza e alle possibilità di successo dell'intervento.

Metodi di allocazione delle risorse :
- Valutazione delle esigenze:
    - Un regolare inventario delle attrezzature, del personale, dei farmaci e delle altre risorse consente di identificare le esigenze attuali e future.
- Ottimizzazione delle apparecchiature :
    - Manutenzione regolare, formazione continua del personale sull'uso ottimale delle apparecchiature e aggiornamenti tecnologici periodici.
- Gestione del personale :
    - Assicurare una distribuzione equilibrata dei compiti, offrire una formazione continua e garantire il benessere dei membri del team per massimizzare la loro efficienza.

Criteri di prioritizzazione dei pazienti :
- Emergenze mediche :
    - I pazienti con una condizione di pericolo di vita immediato, come la rottura di un aneurisma, sono naturalmente trattati in modo prioritario.
- Beneficio clinico atteso :
    - Dare priorità agli interventi che offrono un beneficio significativo in termini di sopravvivenza o di qualità della vita.
- In attesa :
    - Tenga conto del tempo di attesa del paziente, soprattutto nel caso di un intervento chirurgico elettivo.
- Età e co-morbilità :
    - Sebbene l'età non debba essere un criterio discriminatorio, può essere presa in considerazione in combinazione con altri fattori, come le co-morbilità, per valutare le possibilità di successo post-operatorio.

Sfide etiche :
La definizione delle priorità può talvolta portare a dilemmi etici, in particolare quando si deve scegliere tra due pazienti che presentano un'emergenza simile. È essenziale disporre di linee guida chiare, eque e trasparenti per guidare queste decisioni.

L'allocazione delle risorse e la definizione delle priorità dei pazienti nella chirurgia vascolare sono sfide continue che richiedono un pensiero strategico, etico e incentrato sul paziente. Una stretta collaborazione tra chirurghi, infermieri, amministratori e altri membri dell'équipe medica è essenziale per garantire un'assistenza ottimale a tutti i pazienti, nonostante le limitazioni delle risorse.

Rifiuto del trattamento e l'autonomia del paziente

L'autonomia del paziente è un pilastro fondamentale della medicina moderna. Riflette il rispetto dei diritti individuali, consentendo a ogni persona di svolgere un ruolo attivo nelle decisioni che riguardano la sua salute. Tuttavia, nella chirurgia vascolare, come in altre discipline mediche, il rifiuto di un trattamento da parte del paziente può rappresentare una sfida etica e pratica per gli operatori sanitari.

L'importanza dell'autonomia del paziente:
L'autonomia si basa sull'idea che ogni individuo ha il diritto di prendere decisioni sul proprio corpo. È un riconoscimento del diritto alla libertà e alla dignità umana. In medicina, ciò significa che il paziente ha il diritto di rifiutare un trattamento, anche se può essere contrario al suo benessere.

Motivi comuni per il rifiuto del trattamento:
- **Credenze religiose o culturali:** alcuni pazienti rifiutano le procedure a causa delle loro convinzioni personali.
- **Paura delle complicazioni:** I timori sui rischi dell'intervento chirurgico o sugli effetti collaterali possono scoraggiare alcuni pazienti.
- **Incomprensione:** una spiegazione inadeguata o incompresa della necessità o dei benefici di un intervento può portare al rifiuto.
- **Esperienze passate:** I trattamenti precedenti andati male possono influenzare negativamente la decisione del paziente.

Come superare il rifiuto del trattamento:
- **Comunicazione aperta:** instaurare un dialogo con il paziente per capire il motivo del suo rifiuto e affrontare le sue preoccupazioni.

- **Educazione:** fornire informazioni chiare, precise e comprensibili sul trattamento proposto, sui suoi benefici e sui suoi rischi.
- **Coinvolgere la famiglia:** in alcune culture o situazioni, i colloqui con la famiglia possono aiutare a chiarire la decisione del paziente.
- **Considerare le alternative:** se possibile, proporre alternative che potrebbero essere più accettabili per il paziente.
- **Consenso informato:** assicurarsi che il paziente comprenda appieno le conseguenze del rifiuto.

Aspetti etici :

Sebbene gli operatori sanitari abbiano il dovere di proteggere la salute e il benessere dei loro pazienti, devono anche rispettare l'autonomia del paziente. Questo può creare un conflitto, soprattutto se il paziente rifiuta un trattamento che potrebbe salvargli la vita o migliorare significativamente la sua qualità di vita.

Il rifiuto del trattamento è una sfida complessa nella chirurgia vascolare. Sebbene possa essere difficile accettare una tale decisione, il rispetto dell'autonomia del paziente è essenziale. Attraverso una comunicazione aperta, un'educazione incentrata sul paziente e un approccio empatico, gli operatori sanitari possono aiutare i pazienti a prendere decisioni informate che riflettano realmente i loro desideri e valori.

Fine vita e chirurgia vascolare

Quando si tratta di chirurgia vascolare, la posta in gioco può essere immensa. Gli interventi progettati per migliorare la circolazione, prevenire gli ictus o trattare gli aneurismi possono essere salvavita, ma possono anche essere rischiosi, in particolare per i pazienti anziani o in fase avanzata di una malattia. In questo contesto, come gestiamo la fine della vita? Come bilanciare la speranza di miglioramento con la realtà dei possibili rischi e complicazioni?

Chirurgia vascolare in età avanzata :
L'avanzare dell'età può portare con sé una serie di comorbilità, che a volte rendono l'intervento chirurgico più rischioso. Tuttavia, grazie ai progressi delle tecniche e delle conoscenze, i pazienti anziani possono ora sottoporsi a interventi che un tempo erano considerati troppo rischiosi.

Consideri i benefici e i rischi:
- **Qualità di vita post-operatoria:** l'intervento migliorerà significativamente la qualità di vita del paziente, o potrebbe peggiorarla ulteriormente, soprattutto in caso di complicazioni?
- **Durata di vita stimata:** l'operazione è giustificata se il paziente ha solo pochi mesi o anni di vita?

Sfide etiche :
- **Autonomia del paziente:** I pazienti hanno il diritto di scegliere o rifiutare il trattamento, anche di fronte a un potenziale fine vita. Informarli correttamente è essenziale.
- **Non-maleficenza:** i professionisti della salute devono evitare di causare danni. Un intervento rischioso è giustificato?
- **Beneficenza:** gli assistenti devono agire nel miglior interesse del paziente, bilanciando benefici e rischi.

Direttive anticipate e pianificazione dell'assistenza:
Quando un paziente è malato terminale o sta affrontando una decisione chirurgica rischiosa, è essenziale discutere i desideri del paziente in merito alla sua fine della vita e redigere delle direttive anticipate, se non è già stato fatto.

Il ruolo dell'équipe medica:
- **Comunicazione:** discutere apertamente i benefici, i rischi e le alternative disponibili.

- **Supporto:** offrire un sostegno emotivo al paziente e alla sua famiglia e guidarli in queste decisioni difficili.
- **Interdisciplinarietà: collaborare** con altri professionisti sanitari, come gli specialisti in cure palliative, per garantire un approccio completo.

La fine della vita nella chirurgia vascolare pone sfide importanti, sia mediche che etiche. In qualità di operatori sanitari, è essenziale sostenere i pazienti e le loro famiglie con empatia, onestà e competenza, rispettando le loro scelte e i loro valori. Così facendo, possiamo sperare di offrire una fine della vita dignitosa, in linea con i desideri di tutti, anche nelle situazioni più complesse.

Capitolo 13

L'ASPETTO PREVENTIVO ED EDUCATIVO PER I PAZIENTI

Prevenzione delle malattie vascolari

Le malattie vascolari, che comprendono un'intera gamma di condizioni legate ai vasi sanguigni, sono un importante problema di salute pubblica. La prevalenza di queste malattie tende ad aumentare con l'età, ma anche fattori come lo stile di vita giocano un ruolo importante. Fortunatamente, grazie a una migliore comprensione delle cause sottostanti, è possibile adottare molte strategie preventive per ridurre al minimo i rischi.

La malattia vascolare: una minaccia silenziosa
Spesso insidiose, le malattie vascolari possono svilupparsi senza sintomi evidenti per lunghi periodi. Quando si manifestano, possono avere conseguenze gravi o addirittura fatali, come ictus, infarti o aneurismi.

Principali fattori di rischio :
- **Ipertensione arteriosa:** uno dei principali colpevoli quando si tratta di patologie vascolari.
- **Fumo:** i componenti del tabacco possono danneggiare le pareti vascolari e accelerare il processo di aterosclerosi.
- **Diabete:** favorisce le lesioni vascolari, in particolare negli arti inferiori.
- **Iperlipidemia:** livelli elevati di colesterolo possono portare al deposito sulle pareti delle arterie, formando placche aterosclerotiche.
- **Stile di vita sedentario e obesità:** promotori di tutti i fattori di rischio sopra citati.

Strategie preventive: un percorso verso la salute vascolare
- **Adottare una dieta equilibrata:** favorire gli alimenti ricchi di fibre, a basso contenuto di grassi saturi e zuccheri, e aumentare il consumo di frutta, verdura e pesce.

- **Attività fisica regolare:** almeno 30 minuti di attività moderata, come una camminata veloce, almeno 5 volte alla settimana.
- **Smettere di fumare:** trova risorse e aiuto per smettere di fumare.
- **Controllo del peso:** mantenere un peso sano riduce il rischio di malattie vascolari.
- **Gestione dello stress:** adottare tecniche di rilassamento come la meditazione o lo yoga.
- **Monitoraggio medico: vengono effettuati** controlli regolari per monitorare e regolare la pressione sanguigna, i livelli di zucchero nel sangue e il colesterolo.
- **Farmaci:** prenda i farmaci prescritti per trattare o prevenire la malattia vascolare, sempre sotto controllo medico.

Sensibilizzazione ed educazione :

Educare il pubblico in generale sui pericoli delle malattie vascolari e sull'importanza della prevenzione è fondamentale. Campagne di sensibilizzazione, workshop educativi e screening regolari possono svolgere un ruolo decisivo nel ridurre l'incidenza di queste malattie.

La prevenzione delle malattie vascolari richiede un impegno attivo per uno stile di vita sano. Combinando una dieta equilibrata, un'attività fisica regolare, un controllo medico appropriato ed evitando comportamenti rischiosi, è assolutamente possibile ridurre in modo significativo il rischio di sviluppare queste malattie devastanti. Un approccio proattivo non solo giova alla salute vascolare, ma migliora anche la qualità di vita complessiva.

Promuovere stili di vita sani

Ognuno di noi ha probabilmente sentito l'adagio "una mente sana in un corpo sano". Tuttavia, con il ritmo rapido della società moderna e le continue richieste di tempo ed energia, mantenere uno stile di vita sano può sembrare una sfida scoraggiante. Tuttavia, la promozione di uno stile di vita sano è essenziale per prevenire molte malattie croniche, in particolare quelle vascolari, e per garantire una migliore qualità di vita.

La multidimensionalità della salute :
La salute non è semplicemente l'assenza di malattie. Comprende il benessere fisico, mentale e sociale. Quindi, promuovere uno stile di vita sano significa affrontare questi diversi aspetti in modo olistico.

I pilastri di uno stile di vita sano:
- **Dieta equilibrata:** mangi una dieta varia ed equilibrata, dando priorità agli alimenti freschi, locali e di stagione. Riduca il consumo di alimenti ultra-processati, ricchi di zucchero, sale e grassi saturi.
- **Attività fisica:** attività fisica regolare adattata alle sue capacità e preferenze. Può andare da una passeggiata quotidiana ad attività più intense come la corsa o la bicicletta.
- **Sonno di qualità:** garantire un buon riposo notturno è essenziale. Un sonno insufficiente o di scarsa qualità può avere conseguenze dannose per la salute mentale e fisica.
- **Gestione dello stress:** imparare a identificare le fonti di stress e sviluppare meccanismi di coping. Questo può comportare la pratica della meditazione o dello yoga, o semplicemente prendersi del tempo.
- **Interazione sociale:** le relazioni sociali positive fanno bene alla salute mentale. È importante sentirsi sostenuti e compresi.
- **Evitare le sostanze nocive:** ridurre o eliminare il consumo di tabacco, alcol e altre droghe. Queste sostanze aumentano il rischio di sviluppare molte malattie.

L'importanza dell'educazione alla salute:
È fondamentale educare le persone fin dalla più tenera età all'importanza di uno stile di vita sano. Le scuole, i media, gli operatori sanitari e le istituzioni pubbliche hanno tutti un ruolo da svolgere in questa educazione.

Ostacoli alla vita sana :
Riconoscere gli ostacoli all'adozione di uno stile di vita sano è il primo passo per superarli. Queste possono riguardare l'ambiente, le abitudini ereditate dalla famiglia, la mancanza di informazioni o la limitata disponibilità di risorse salutari.

Promuovere stili di vita sani è più di un mantra: è una necessità assoluta nel nostro mondo moderno. Mettendo la salute al centro delle nostre preoccupazioni e facendo scelte informate, possiamo non solo migliorare il nostro benessere, ma anche quello della nostra comunità.

Importanza del monitoraggio regolare

Nel complesso viaggio che è la salute, i controlli regolari sono come fari che illuminano il nostro cammino, assicurandoci di rimanere sulla strada giusta. Molto più che semplici appuntamenti medici, questi momenti chiave tracciano una mappa della nostra salute, offrendo una visione chiara di eventuali insidie e delle migliori direzioni da prendere.

La medicina moderna, con la sua gamma di tecnologie avanzate, offre diagnosi straordinariamente accurate. Tuttavia, è la regolarità delle visite e dei controlli che consente di individuare le anomalie in una fase precoce, quando sono generalmente più facili da trattare. In questo modo, le visite regolari a un medico o a uno specialista diventano una linea di difesa proattiva contro lo sviluppo di malattie potenzialmente gravi.

Il monitoraggio regolare va ben oltre il semplice rilevamento delle malattie. Incoraggiano un dialogo continuo tra paziente e professionista sanitario. Questa interazione crea un rapporto di fiducia, in cui il paziente si sente ascoltato, compreso e curato. Il paziente diventa quindi un attore attivo della propria salute, coinvolto e consapevole dell'importanza di seguire le raccomandazioni e i trattamenti prescritti.

È anche un'opportunità per valutare l'efficacia di un trattamento in corso, per regolare le dosi o addirittura per cambiarle, se necessario. Si tratta di un approccio adattivo che si adatta alle mutevoli esigenze del paziente, garantendo un'assistenza ottimale in ogni fase della sua vita.

Non bisogna dimenticare l'aspetto educativo delle cure di follow-up. Offrono l'opportunità di informare i pazienti sugli ultimi progressi medici, sulle nuove raccomandazioni e sulle abitudini di vita più sane. La trasmissione della conoscenza è uno strumento potente, che trasforma i pazienti in veri e propri custodi della loro salute.
L'importanza dei check-up regolari non può essere sottovalutata. Essi costituiscono le solide fondamenta di un approccio preventivo, proattivo e adattivo alla salute. In questo balletto di consultazioni e dialogo, ogni individuo, armato di conoscenze e supportato dal suo professionista sanitario, danza con grazia lungo il percorso verso il benessere e la longevità.

Capitolo 14

L'INTEGRAZIONE DELLA TELEMEDICINA

I vantaggi e l'efficacia della telemedicina in chirurgia vascolare

Nel corso dei decenni, la medicina ha continuato ad evolversi, modellandosi e reinventandosi in linea con i progressi tecnologici. Recentemente, una delle scoperte più significative è stata la telemedicina, che consente di fornire cure a distanza utilizzando strumenti digitali. Nella chirurgia vascolare, questa innovazione si è dimostrata straordinariamente utile ed efficace, allontanando i confini tradizionali dell'assistenza medica.

La telemedicina nella chirurgia vascolare, come in altre discipline, si è dimostrata uno strumento essenziale, soprattutto per le popolazioni lontane dai centri di cura specializzati. Consente un efficace follow-up post-operatorio senza che il paziente debba percorrere lunghe distanze. Immagini, scansioni e dati possono essere trasmessi in tempo reale, consentendo ai chirurghi di valutare il recupero, individuare eventuali complicazioni e adeguare le raccomandazioni terapeutiche.

Oltre al monitoraggio post-operatorio, la telemedicina è anche uno strumento prezioso per la **consultazione pre-operatoria**. I pazienti possono beneficiare della consulenza di un esperto anche se sono geograficamente lontani. Questo ottimizza le decisioni sull'intervento chirurgico e prepara il terreno per un esito positivo.

Uno dei principali vantaggi della telemedicina è la **formazione continua degli** operatori sanitari. Grazie a questa tecnologia, i chirurghi di tutto il mondo possono collaborare, condividendo casi complessi, scambiando tecniche chirurgiche innovative e partecipando a simulazioni in tempo reale. La telemedicina funge da ponte, collegando le menti brillanti della chirurgia vascolare e incoraggiando un aumento collettivo delle competenze.

Tuttavia, per quanto promettente, la telemedicina non è priva di sfide. Ci sono domande sulla **sicurezza dei dati**, sull'interoperabilità del sistema e sulla qualità della connessione, in particolare nelle aree remote. Inoltre, il contatto umano rimane insostituibile e alcuni pazienti potrebbero sentire una certa distanza in questo approccio digitalizzato.

La telemedicina in chirurgia vascolare ha dimostrato il suo immenso potenziale, aprendo nuove strade per l'assistenza, la formazione e la collaborazione. Sebbene questo progresso debba essere affrontato con cautela, incarna senza dubbio la fusione tra tecnologia e medicina, portando la chirurgia vascolare verso nuovi orizzonti.

Formazione e competenze richieste per l'infermiera

La professione infermieristica è al centro del sistema sanitario e svolge un ruolo cruciale nell'assistenza ai pazienti. Nella chirurgia vascolare, le esigenze sono ancora più specifiche e richiedono una combinazione di competenze tecniche, conoscenze mediche approfondite e qualità umane eccezionali.

1. Formazione accademica :
Tutto inizia con la **formazione iniziale in infermieristica**. A seconda del Paese, può trattarsi di un diploma di infermiere, di una laurea o di un master. Questa formazione comprende sia corsi teorici che tirocini clinici, offrendo agli studenti la prima esposizione al mondo degli ospedali.
2. Specializzazione in chirurgia vascolare:
Dopo aver acquisito un'esperienza clinica generale, coloro che desiderano specializzarsi in chirurgia vascolare possono seguire un'ulteriore formazione o una specializzazione in questo campo. Impareranno in dettaglio

il sistema vascolare, le procedure chirurgiche specifiche e la gestione pre- e post-operatoria dei pazienti.

3. Competenze tecniche :

- **Padronanza di strumenti e attrezzature specifiche:** **gli** infermieri devono essere a proprio agio con una varietà di strumenti medici, dai cateteri ai monitor cardiaci.
- **Preparare il paziente per l'intervento:** questo include il posizionamento delle porte di accesso venoso, la preparazione della pelle e il monitoraggio dei segni vitali.
- **Assistenza durante le operazioni:** Sebbene il chirurgo conduca l'intervento, l'infermiere svolge un ruolo chiave nell'assistenza, fornendo gli strumenti necessari e monitorando il paziente.

4. Competenze cliniche:

Gli infermieri devono essere in grado di valutare rapidamente le condizioni del paziente, riconoscere i segnali di allarme delle complicazioni e prendere decisioni informate in una situazione di emergenza.

5. Capacità interpersonali :

- **Comunicazione:** gli infermieri sono spesso il primo punto di contatto con i pazienti. Pertanto, devono essere in grado di spiegare le procedure, rispondere alle domande e rassicurare i pazienti e le loro famiglie.
- **Empatia e compassione:** la capacità di mettersi nei panni del paziente, di comprendere le sue paure e preoccupazioni, è essenziale.

6. Lavoro di squadra :

La chirurgia vascolare è un lavoro di squadra. Gli infermieri devono quindi essere in grado di lavorare efficacemente con i chirurghi, gli anestesisti, i tecnici e tutto il personale medico.

7. Impegno nella formazione continua:

La medicina è un campo in costante evoluzione. Gli infermieri devono quindi essere pronti ad aggiornare regolarmente le loro competenze, a seguire nuovi corsi di formazione e ad adattarsi alle innovazioni tecnologiche e metodologiche.

L'infermiere di chirurgia vascolare è molto più di un semplice operatore. È un pilastro del processo di cura, che combina know-how tecnico, competenze cliniche e qualità umane per garantire la migliore assistenza al paziente.

Sfide e vantaggi di questo approccio

La specializzazione in chirurgia vascolare offre molte opportunità, ma comporta anche una serie di sfide. Ogni giorno, questi professionisti si trovano ad affrontare una serie di situazioni cliniche complesse, pur essendo all'avanguardia negli sviluppi tecnologici e medici.

Sfide :
- **Aumento della complessità dei casi:** Con i progressi della medicina, i pazienti che vengono presi in cura possono avere molteplici co-morbilità, rendendo la loro gestione più delicata.
- **Aggiornamento continuo: la** chirurgia vascolare è un campo in costante evoluzione, che richiede agli infermieri di essere all'avanguardia nelle nuove tecniche, nei farmaci e nelle migliori pratiche.
- **Carico emotivo:** di fronte a situazioni spesso critiche, gestire le proprie emozioni e allo stesso tempo offrire supporto ai pazienti e alle loro famiglie può essere difficile.
- **Orari di lavoro irregolari:** la natura urgente di alcune procedure vascolari significa che gli infermieri possono spesso lavorare in orari imprevisti, comprese le notti e i fine settimana.
- **Pressione e stress:** la necessità di agire rapidamente, a volte in situazioni di vita o di morte, può generare alti livelli di stress.

Vantaggi :

- **Soddisfazione professionale:** non c'è niente di più gratificante che vedere un paziente riprendersi dopo un intervento chirurgico riuscito, sapendo che lei ha avuto un ruolo cruciale in quel successo.
- **Opportunità di sviluppo professionale:** la specializzazione offre numerose opportunità di formazione continua, partecipazione alla ricerca o collaborazione con esperti di fama mondiale.
- **Retribuzione competitiva: a causa della** natura specialistica del loro ruolo, gli infermieri di chirurgia vascolare sono spesso meglio retribuiti rispetto ai loro colleghi di altri settori.
- **Interdisciplinarietà:** lavorare a stretto contatto con chirurghi, anestesisti, radiologi e altri specialisti offre una prospettiva arricchente e un approccio olistico alle cure.
- **Impatto diretto sulla qualità di vita dei pazienti:** Aiutando a ripristinare la circolazione o a evitare gravi complicazioni vascolari, gli infermieri hanno un impatto tangibile sulla qualità di vita dei pazienti.

Sebbene la strada per specializzarsi in chirurgia vascolare sia piena di sfide, offre in cambio ricompense inestimabili, sia a livello professionale che personale. La chiave sta nella formazione continua, nel supporto dei colleghi e in una passione incrollabile per il benessere dei pazienti.

Capitolo 15

CASI SPECIALI E POPOLAZIONI SPECIFICHE

Chirurgia vascolare pediatrica: caratteristiche e sfide specifiche

La chirurgia vascolare pediatrica si distingue per la sua attenzione a un gruppo demografico molto specifico: i bambini, dai neonati agli adolescenti. Questi pazienti presentano sfide anatomiche, fisiologiche ed emotive uniche. Diamo uno sguardo alle caratteristiche e alle sfide specifiche di questa sottospecialità della chirurgia vascolare.

Caratteristiche speciali:
- **Anatomia e fisiologia in evoluzione:** L'anatomia dei bambini è in continua evoluzione. I vasi di un neonato o di un bambino sono significativamente più piccoli di quelli di un adolescente o di un adulto. Inoltre, le risposte fisiologiche, come la coagulazione, differiscono tra bambini e adulti.
- **Patologie uniche:** alcuni disturbi vascolari sono specifici della popolazione pediatrica, come alcune malformazioni congenite.
- **Aspetti emotivi e psicologici:** i bambini possono avere difficoltà a comprendere ciò che sta accadendo loro, il che può provocare ansia o paura. Anche i genitori svolgono un ruolo chiave nel processo decisionale e di assistenza.
- **Farmaci e dosaggi: i** farmaci, i loro dosaggi e gli effetti collaterali devono essere regolati in base al peso e all'età del bambino.

Sfide :
- **Comunicazione:** spiegare una procedura o un trattamento a un bambino richiede un approccio adattato all'età, alla maturità e alla comprensione del bambino.
- **Assistenza completa:** l'approccio deve essere olistico, prendendo in considerazione non solo gli

aspetti medici, ma anche le esigenze emotive, sociali ed educative del bambino.

- **Coordinamento con altre specialità:** i bambini con disturbi vascolari possono presentare anche altre patologie, che richiedono una stretta collaborazione con altri specialisti pediatrici.
- **Sviluppi tecnologici:** le attrezzature e gli strumenti chirurgici devono essere adattati alle dimensioni e alla fragilità dei bambini, il che richiede progressi tecnologici specifici.
- **Formazione e competenze:** è fondamentale che i chirurghi vascolari pediatrici ricevano una formazione specifica per comprendere e soddisfare le esigenze di questa popolazione.
- **Sostegno emotivo:** fornire supporto ai genitori, che spesso sono ansiosi o turbati, è essenziale quanto la cura del bambino.

La chirurgia vascolare pediatrica, pur essendo una specialità gratificante, presenta sfide proprie che richiedono particolare delicatezza, pazienza e competenza. Ogni operazione, ogni consultazione è un'opportunità per trasformare una vita in divenire, per dare a un bambino la possibilità di crescere sano e di raggiungere il suo pieno potenziale.

Assistenza agli anziani

L'assistenza agli anziani è complessa e multidimensionale e riflette i cambiamenti fisiologici, psicologici e sociali che si verificano con l'età. L'obiettivo non è semplicemente quello di trattare malattie o sintomi, ma di promuovere una qualità di vita ottimale attraverso un'assistenza personalizzata che rispetti la dignità dell'individuo.

Aspetti fisiologici :
- **Cambiamenti del corpo:** con l'età si verificano cambiamenti nei muscoli, nelle ossa, nella pelle e nei sistemi di organi, che richiedono un'assistenza specifica e su misura.
- **Polipatologia:** le persone anziane spesso presentano diverse malattie contemporaneamente, che richiedono un approccio completo e un'assistenza coordinata.
- **Farmacologia:** il metabolismo dei farmaci cambia con l'età, il che può influenzare il dosaggio e il rischio di interazioni farmacologiche.

Aspetti psicologici :
- **Memoria e cognizione:** disturbi come la demenza o il morbo di Alzheimer richiedono approcci assistenziali particolari.
- **Benessere emotivo:** la depressione, l'ansia e la solitudine possono colpire gli anziani, ecco perché l'assistenza psicologica e sociale è così importante.
- **Autostima:** l'invecchiamento può portare a un calo dell'autostima, legato a cambiamenti fisici, perdita di autonomia o dipendenza.

Aspetti sociali :
- **Isolamento:** Molti anziani vivono da soli, lontani dalle loro famiglie o hanno perso parenti stretti, aumentando il rischio di isolamento.
- **Autonomia e indipendenza:** incoraggiare l'autonomia e l'indipendenza, per quanto limitata, è essenziale per il benessere degli anziani.
- **Ambiente: un** alloggio adattato, sicuro e accessibile è fondamentale per prevenire le cadute e promuovere l'indipendenza.

Assistenza specialistica :
- **Riabilitazione:** dopo una malattia o un intervento chirurgico, una riabilitazione adeguata è essenziale per recuperare la massima indipendenza.

- **Cure palliative:** Quando non è possibile una cura, l'attenzione si concentra sulla qualità della vita, sul comfort e sul supporto emotivo.
- **Assistenza domiciliare:** per coloro che lo desiderano e le cui condizioni lo consentono, l'assistenza domiciliare è una valida alternativa al ricovero in ospedale o al ricovero in una casa di riposo.

La chiave dell'assistenza agli anziani sta in un approccio olistico che tenga conto di tutte le esigenze dell'individuo. Ciò implica una stretta collaborazione tra operatori sanitari, assistenti sociali, famiglie e comunità, per garantire un'assistenza completa, rispettosa e dignitosa.

Adattare l'assistenza per le popolazioni a rischio

Navigare nel campo medico come infermiere comporta una maggiore sensibilità alle sfumature delle diverse popolazioni con cui interagiamo. Oggi più che mai, è indispensabile capire come adattare l'assistenza alle popolazioni a rischio, garantendo così equità e giustizia nella salute per tutti.

Identificare le popolazioni a rischio :
- **Definizione: si** tratta di gruppi che hanno una maggiore probabilità di sviluppare malattie o condizioni a causa di una combinazione di fattori biologici, socio-economici, psicologici e ambientali.
- **Esempi tipici:** persone a basso reddito, minoranze etniche, rifugiati, disabili, persone LGBT+, persone che vivono in aree rurali remote, ecc.

Comprendere le sfide specifiche:

- **Accesso alle cure: le** barriere economiche, culturali o geografiche possono impedire a questi gruppi di accedere alle cure di cui hanno bisogno.

- **Stigma:** alcuni gruppi possono essere riluttanti a cercare assistenza a causa dello stigma o della discriminazione.

- **Barriere linguistiche:** le popolazioni non autoctone possono avere difficoltà a comprendere le informazioni mediche o a comunicare con il personale sanitario.

- **Fattori socio-economici: le** condizioni di vita, l'occupazione, l'istruzione e lo status socio-economico possono influenzare la salute di una persona e la sua capacità di sottoporsi al trattamento.

Strategie per adattare l'assistenza :

- **Formazione culturale:** sensibilizzare il personale medico sulle diverse culture e credenze per evitare malintesi e fornire un'assistenza rispettosa.

- **Comunicazione efficace:** utilizzare interpreti, ausili visivi e sussidi didattici adattati per superare le barriere linguistiche.

- **Lavorare con le organizzazioni della comunità:** lavorare in tandem con i gruppi della comunità può aiutare a costruire la fiducia e a migliorare l'accesso alle cure.

- **Approccio centrato sul paziente:** ciò significa considerare ogni paziente come un individuo unico, riconoscendo e rispettando le sue convinzioni, i suoi valori, il suo contesto di vita e le sue preferenze.

Valutazione e miglioramento continui:

- **Feedback dei pazienti:** Raccogliere regolarmente il feedback delle popolazioni a rischio per comprendere meglio le loro esigenze e regolare l'assistenza di conseguenza.

- **Monitoraggio delle disparità:** analizzare i dati per identificare le disparità nei risultati sanitari e sviluppare interventi mirati.

- **Formazione continua:** formazione regolare per il personale sanitario sulle migliori pratiche di assistenza adattata.

Adattare le cure alle popolazioni a rischio non è solo una questione di etica, ma anche di efficienza medica. Trattando ogni individuo con rispetto, empatia e comprensione, possiamo garantire che ogni paziente riceva la migliore assistenza possibile.

Capitolo 16

CHIRURGIA VASCOLARE D'EMERGENZA

Riconoscere un'emergenza vascolare

Nel complesso mondo della medicina, il sistema vascolare - le nostre arterie, vene e capillari - svolge un ruolo vitale. Proprio come un'autostrada trasporta merci vitali attraverso un Paese, i nostri vasi sanguigni trasportano sangue, ossigeno e nutrienti in ogni angolo del nostro corpo. Quando queste vie sanguigne hanno un problema, può diventare rapidamente un'emergenza medica. Riconoscere queste emergenze vascolari è essenziale per garantire un'assistenza tempestiva e potenzialmente salvare una vita.

I sintomi principali delle emergenze vascolari:
- **Dolore:** un dolore improvviso e intenso può indicare l'occlusione o il trauma di un vaso sanguigno.
- **Pallore o cianosi:** un arto che diventa pallido, bluastro o freddo può indicare una mancanza di circolazione sanguigna.
- **Debolezza o paralisi:** se un'arteria principale del cervello è bloccata, questo può portare ai sintomi dell'ictus.
- **Gonfiore:** un gonfiore improvviso di un arto può essere un segno di trombosi venosa profonda.
- **Assenza di polso:** non sentire il polso in un'area in cui normalmente sarebbe percepibile è un segno di emergenza.
- **Segni di emorragia:** emorragia esterna o segni di emorragia interna come dolore addominale, distensione o svenimento.

Tipi comuni di emergenze vascolari:
- **Aneurisma aortico dissecante:** Una lacerazione della parete dell'arteria più grande del corpo, che può causare un dolore intenso e richiede un intervento immediato.

- **Trombosi venosa profonda:** la formazione di un coagulo di sangue in una vena profonda, spesso nella gamba.
- **Embolia polmonare:** quando un coagulo di sangue raggiunge i polmoni, bloccando la circolazione.
- **Ischemia acuta dell'arto:** una riduzione improvvisa del flusso sanguigno in un arto, che può minacciare la vitalità dell'arto stesso.

L'intervento rapido è la chiave:
Quando si sospetta un'emergenza vascolare, il tempo è fondamentale. Un intervento rapido può prevenire danni permanenti ai tessuti e agli organi e persino salvare la vita del paziente. Per gli operatori sanitari, questo significa sapere quando indirizzare rapidamente un paziente agli specialisti di chirurgia vascolare o al pronto soccorso.

La capacità di riconoscere rapidamente un'emergenza vascolare si basa su una combinazione di conoscenze teoriche, osservazione clinica e intuizione medica. Ogni secondo è importante e l'attenzione ai dettagli può fare la differenza per l'esito del paziente.

Protocolli e intervento rapido

Nel mondo della medicina, dove ogni secondo può contare, sapere come reagire rapidamente ed efficacemente a una situazione di emergenza è fondamentale. Nella chirurgia vascolare, questa emergenza assume spesso la forma di una sofferenza circolatoria acuta, dovuta a occlusione, emorragia o altre anomalie. È quindi essenziale che gli operatori sanitari, in particolare gli infermieri, comprendano i protocolli e le procedure da attuare.

Identificare l'emergenza :
Il primo passo per un intervento di successo è riconoscere rapidamente la natura dell'emergenza. Ciò comporta una valutazione accurata del paziente, prendendo in considerazione i segni vitali, l'aspetto dei tessuti, la presenza o l'assenza di polso nelle aree interessate e qualsiasi sintomo rilevante.

Mobilitazione del team :
Non appena viene identificata un'emergenza, deve essere mobilitata l'équipe medica. Questa può includere il chirurgo vascolare, l'anestesista, gli infermieri e qualsiasi altro personale necessario. Una comunicazione chiara ed efficace è fondamentale in questa fase, per garantire che tutti siano sulla stessa lunghezza d'onda.

Impostazione del protocollo di emergenza :
Ogni istituto medico avrà dei protocolli specifici per affrontare le emergenze vascolari. Questi protocolli sono stati generalmente sviluppati in linea con le migliori pratiche mediche attuali e sono progettati per offrire al paziente le migliori possibilità di recupero.

Le comuni procedure di chirurgia vascolare rapida includono:

- **Ripristino della perfusione:** per le occlusioni arteriose acute, questo può significare l'uso di farmaci trombolitici o interventi meccanici per eliminare un coagulo.

- **Controllo dell'emorragia: in caso di** emorragia attiva, possono essere necessarie tecniche come l'uso di medicazioni emostatiche, la sutura o persino l'uso di pinze.

- **Stabilizzazione e supporto: una volta** gestita l'emergenza immediata, il paziente può richiedere un supporto sotto forma di trasfusioni di sangue, farmaci per sostenere la pressione sanguigna o altri interventi.

Formazione e preparazione :
La chiave del successo nella gestione delle emergenze vascolari è la preparazione. Gli infermieri e gli altri operatori

sanitari devono essere regolarmente formati sulle tecniche e sui protocolli più recenti. Anche le simulazioni di emergenza possono essere preziose, consentendo ai team di esercitarsi a rispondere a situazioni di stress in un ambiente controllato.

I protocolli e gli interventi rapidi in chirurgia vascolare sono progettati per salvare vite umane. Che si tratti di ripristinare la circolazione di un arto o di fermare un'emorragia massiva, la velocità, l'efficienza e l'abilità sono essenziali per garantire il miglior risultato per il paziente.

Gestire il recupero post-emergenza

Dopo un intervento vascolare d'emergenza, il periodo di recupero è altrettanto cruciale. Richiede un monitoraggio attento, una gestione meticolosa e una comunicazione chiara con il paziente e la sua famiglia. La fase post-emergenza è un momento in cui gli infermieri svolgono un ruolo chiave, fornendo non solo assistenza fisiologica ma anche supporto psicologico.

Monitoraggio clinico costante:
Subito dopo l'intervento, è probabile che il paziente si trovi in uno stato di vulnerabilità. La valutazione regolare dei segni vitali, il monitoraggio dell'ossigenazione del sangue e l'individuazione precoce di potenziali complicazioni come emorragie o infezioni sono essenziali.

Gestione del dolore :
Il dolore post-operatorio può essere una preoccupazione importante. Gli infermieri devono valutare regolarmente il livello di dolore del paziente, somministrare gli analgesici come prescritto e vigilare sugli effetti collaterali di questi farmaci.

Cura delle ferite :

La cura post-operatoria prevede la pulizia regolare, la valutazione della ferita per verificare la presenza di segni di infezione e, eventualmente, il cambio della medicazione. È fondamentale informare il paziente dell'importanza di questa cura per ridurre al minimo il rischio di infezione.

Riabilitazione e fisioterapia :

A seconda della natura dell'intervento, il paziente può richiedere una riabilitazione per recuperare la mobilità ottimale o per rafforzare le aree interessate. La collaborazione con i fisioterapisti può rivelarsi preziosa a questo proposito.

Supporto psicologico :

Un'emergenza chirurgica può essere un evento traumatico per il paziente. L'ascolto, la pazienza e la capacità di rassicurare sono essenziali per aiutare il paziente a superare questa esperienza. In alcuni casi, può essere utile rivolgersi a un professionista della salute mentale.

Istruzione e follow-up :

Prima della dimissione, l'infermiere deve assicurarsi che il paziente e la sua famiglia comprendano appieno le istruzioni post-operatorie. Queste possono includere i farmaci da assumere, le attività da evitare, i segni di complicazioni da monitorare e la pianificazione delle visite di controllo.

Comunicazione con l'équipe medica:

Il collegamento con i chirurghi, gli anestesisti e gli altri membri dell'équipe medica è essenziale. Qualsiasi cambiamento nelle condizioni del paziente o qualsiasi preoccupazione deve essere comunicata tempestivamente.

La fase di recupero post-emergenza è un periodo in cui il ruolo dell'infermiere trascende il semplice aspetto clinico. Si tratta di una miscela di competenza medica, compassione, educazione e collaborazione. Gestendo questo periodo in modo efficace, l'infermiere può non solo aiutare il paziente a guarire fisicamente, ma anche a ritrovare fiducia in se stesso e nel suo futuro.

Capitolo 17

CURE PALLIATIVE IN CHIRURGIA VASCOLARE

Quando la chirurgia non è più un'opzione

A volte, nonostante i progressi tecnologici e le abilità del chirurgo, l'intervento chirurgico non è un'opzione per un paziente. In questi casi, è necessaria una delicata assistenza medica ed emotiva, e gli infermieri svolgono un ruolo centrale nell'accompagnare i pazienti e le loro famiglie in questo periodo difficile.

Comprendere la situazione:
Ci possono essere diversi motivi per cui l'intervento chirurgico non è più un'opzione: i rischi sono troppo elevati, lo stato di salute del paziente è fragile, la malattia sta progredendo o il paziente stesso si rifiuta. In tutti i casi, è essenziale comprendere le ragioni mediche ed emotive alla base della decisione.

Trattamenti alternativi:
Anche senza intervento chirurgico, si possono prendere in considerazione altri trattamenti: farmaci, terapie non invasive, cure palliative. Queste alternative possono aiutare a gestire i sintomi, migliorare la qualità di vita o rallentare la progressione della malattia.

Supporto emotivo:
La notizia che l'intervento chirurgico non è più un'opzione può essere uno shock per i pazienti e le loro famiglie. Gli infermieri hanno il dovere di fornire un supporto psicologico, di ascoltare le loro preoccupazioni e paure e di aiutarli a gestire le complesse emozioni che possono sorgere.

Il processo decisionale:
Il paziente, in consultazione con la famiglia e l'équipe medica, dovrà prendere decisioni sui passi successivi. Questo potrebbe includere il proseguimento di altri trattamenti, l'accettazione di cure palliative o anche la preparazione alla fine della vita.

Cure palliative:
Quando una cura non è più un'opzione, l'attenzione si

sposta sul comfort e sulla qualità di vita del paziente. Le cure palliative mirano a gestire il dolore e i sintomi e ad offrire un sostegno emotivo e spirituale.

Comunicazione con la famiglia:
La famiglia svolge un ruolo centrale nel sostenere il paziente. L'infermiere deve facilitare la comunicazione tra il paziente, la famiglia e l'équipe medica, assicurandosi che tutte le parti siano informate e coinvolte nel processo decisionale.

Prepararsi alla fine della vita:
Se il paziente è malato terminale, l'infermiere può aiutare a preparare il paziente e la sua famiglia a questa eventualità. Questo include discussioni sui desideri del paziente, l'organizzazione dell'assistenza di fine vita e il sostegno emotivo durante questo periodo.

Il periodo in cui l'intervento chirurgico non è più un'opzione è senza dubbio uno dei più difficili nella cura del paziente. Richiede una gestione multidimensionale, in cui l'assistenza clinica, il supporto emotivo e la comunicazione giocano ruoli altrettanto vitali. In questa prova, l'infermiere spesso emerge come pilastro centrale, fornendo conforto, guida e competenza in ogni fase.

Supporto psicologico e sollievo dai sintomi

Nonostante la sua natura altamente tecnica e specializzata, la chirurgia vascolare non è solo bisturi e suture. Al centro di questa disciplina, il paziente e i suoi sentimenti occupano un posto centrale. Di conseguenza, il supporto emotivo e clinico è essenziale per garantire un recupero ottimale.

L'essere umano dietro il paziente:
Prima di essere un paziente, un paziente è un individuo con

paure, preoccupazioni e speranze. L'attesa dell'intervento chirurgico, o del recupero post-operatorio, può essere fonte di stress e ansia. L'infermiere è spesso il primo punto di contatto, colui che prende la mano e rassicura.

Ascoltare per un'assistenza migliore:
L'ascolto attivo è una delle abilità più preziose degli infermieri. Ascoltando le preoccupazioni del paziente, i sintomi e anche ciò che non è stato detto, gli infermieri sono in grado di fornire risposte adeguate, sia mediche che informative o semplicemente di conforto.

Strategie di gestione del dolore :
Il dolore è uno dei sintomi più comunemente riscontrati. Può essere gestito con una valutazione regolare, con farmaci appropriati e con tecniche non farmacologiche come il rilassamento, la distrazione e la meditazione.

Il potere delle parole:
A volte parlare, dare una parola ai propri disturbi, ci aiuta a comprenderli meglio. Un paziente informato, che comprende la sua malattia e il processo chirurgico, è spesso più sereno. Gli infermieri svolgono il ruolo di educatori, di traduttori tra il gergo medico e il linguaggio quotidiano.

Collaborazione con i professionisti della salute mentale:
Alcuni pazienti possono richiedere un'assistenza psicologica più approfondita, al di là delle competenze dell'infermiere. In questi casi, è essenziale una stretta collaborazione con psicologi o psichiatri.

Assistenza olistica:
Al di là del corpo, si tiene conto dell'intero essere. Spiritualità, credenze, cultura: sono tutte dimensioni che possono influenzare la percezione della malattia e dell'assistenza. Nell'ambito del loro approccio olistico, gli infermieri tengono conto di questi vari aspetti per fornire un'assistenza personalizzata e su misura.

La chirurgia vascolare, come molte altre discipline

mediche, non si limita a un'operazione fisica. Il supporto psicologico e l'alleviamento dei sintomi sono elementi chiave nella gestione del paziente, consentendogli di vivere questa prova nelle migliori condizioni possibili. In questo delicato balletto tra corpo e mente, l'infermiere è l'intermediario, la guida, colui che assicura la transizione fluida tra il mondo medico e l'esperienza del paziente.

Collaborazione
con i team di cure palliative

Nonostante la sua risoluta attenzione all'intervento e alla riparazione, la chirurgia vascolare, come tutte le specialità, si scontra con i limiti della medicina. Quando la chirurgia non è più un'opzione, o quando la malattia del paziente progredisce in modo sfavorevole, l'approccio cambia. Diventa meno interventista e più focalizzato sul comfort e sulla qualità di vita del paziente. In questo contesto, la collaborazione con i team di cure palliative diventa essenziale.

L'importanza della comunicazione:
L'interfaccia tra il team di chirurgia vascolare e le cure palliative richiede una comunicazione fluida. Ogni professionista apporta le proprie competenze al tavolo, ed è essenziale che tutti siano sulla stessa pagina quando si tratta del piano di cura e degli obiettivi terapeutici.
Dall'intervento al supporto:
Il ruolo dell'infermiere di chirurgia vascolare sta cambiando. Mentre in passato l'enfasi era sulla preparazione all'intervento e sul recupero post-operatorio, ora si sta spostando verso il sollievo dei sintomi, la gestione del dolore e, soprattutto, il supporto emotivo e psicologico per il paziente e la sua famiglia.
Umanizzare la fine della vita:
I team di cure palliative sono esperti nell'arte di umanizzare

la fine della vita. Apportano un approccio incentrato sul paziente, integrando i desideri, le paure e le convinzioni del paziente. Questa visione è fondamentale per offrire una fine della vita dignitosa e serena, anche in un ambiente ospedaliero.

Formazione continua e scambio di competenze:

La collaborazione non è solo vantaggiosa per il paziente. Offre anche ai professionisti l'opportunità di scambiare idee, imparare gli uni dagli altri e migliorare le proprie competenze. Gli infermieri di chirurgia vascolare possono apprendere le tecniche di cure palliative e, viceversa, il team di cure palliative può acquisire una migliore comprensione dei problemi e delle specificità della chirurgia vascolare.

Rispetto della scelta e dell'autonomia:

Il paziente, al centro di questo approccio, conserva la propria autonomia e il diritto di fare scelte informate. Che rifiuti un'operazione, opti per un approccio meno aggressivo o scelga dove trascorrere i suoi ultimi momenti, ogni decisione viene rispettata e onorata.

La collaborazione tra gli infermieri di chirurgia vascolare e i team di cure palliative è una perfetta illustrazione della natura complementare della medicina. Ogni specialità, con le sue capacità tecniche, le sue competenze e la sua umanità, lavora insieme per offrire ai pazienti un percorso di cura armonioso, rispettoso e attento. In questa delicata danza tra la vita e la fine della vita, l'infermiere è l'anello di congiunzione essenziale, la persona che assicura che ogni fase sia portata avanti con dignità e compassione.

Capitolo 18

INFEZIONI ASSOCIATE ALL'ASSISTENZA SANITARIA

Prevenzione delle infezioni

La chirurgia vascolare, con le sue procedure delicate e spesso invasive, è particolarmente sensibile al problema delle infezioni. Le infezioni possono avere gravi conseguenze per il paziente, prolungando la convalescenza e talvolta compromettendo il successo dell'operazione. Gli infermieri di chirurgia vascolare sono la prima linea di difesa contro la minaccia di infezioni, grazie alle loro pratiche rigorose e alla loro costante vigilanza.

Comprendere il rischio :
Uno dei primi passi nella prevenzione delle infezioni è comprendere appieno i rischi associati. I pazienti sottoposti a chirurgia vascolare possono avere condizioni sottostanti, come il diabete, che li rendono più vulnerabili. Inoltre, anche l'uso di impianti o protesi vascolari può aumentare il rischio di infezione.

Igiene delle mani: il gesto essenziale:
La semplicità di questo gesto non deve mascherare la sua importanza cruciale. Il lavaggio accurato e regolare delle mani, prima e dopo ogni contatto con il paziente, è una delle misure più efficaci per prevenire la trasmissione di agenti infettivi.

Uso corretto dei dispositivi di protezione individuale (DPI):
Guanti, camici, maschere e occhiali sono efficaci solo se vengono utilizzati correttamente. È quindi fondamentale che gli infermieri conoscano i protocolli per il loro utilizzo e si assicurino che vengano scrupolosamente osservati.

Monitorare i punti di ingresso:
I siti di incisione, i cateteri o qualsiasi altro punto di ingresso nel corpo possono essere punti di ingresso per i batteri. Gli infermieri devono monitorare regolarmente queste aree, alla ricerca di segni di infezione come arrossamento, calore, dolore o perdite.

Formazione ed educazione del paziente:
Il paziente è un attore chiave nella prevenzione delle infezioni. Gli infermieri devono quindi assicurarsi che i pazienti e i loro familiari siano consapevoli dei segni di infezione, delle misure igieniche da seguire e dell'importanza di segnalare tempestivamente qualsiasi sintomo sospetto.

Protocolli di disinfezione:
Le apparecchiature, gli strumenti e le superfici dell'ambiente ospedaliero devono essere regolarmente disinfettati secondo protocolli rigorosi per ridurre al minimo il rischio di contaminazione.

La prevenzione delle infezioni nella chirurgia vascolare è una battaglia costante, che richiede rigore, formazione e vigilanza. Gli infermieri, in virtù del loro ruolo centrale nell'assistenza al paziente e della loro vicinanza al paziente, sono attori chiave in questo approccio preventivo. Attraverso i loro interventi e la loro vigilanza, contribuiscono attivamente a garantire la sicurezza del paziente e il successo delle procedure chirurgiche.

Gestione ed elaborazione
Infezioni post-operatorie

Nella chirurgia vascolare, un'infezione post-operatoria è più di un semplice inconveniente. Rappresenta una potenziale minaccia per il successo dell'operazione, per il benessere del paziente e talvolta può avere conseguenze fatali. Una gestione rapida, una diagnosi accurata e un trattamento adeguato sono quindi essenziali.

Riconoscimento precoce dei segni:
L'infezione post-operatoria spesso si manifesta attraverso i sintomi classici: rossore, calore, dolore e gonfiore nel sito chirurgico, ma anche febbre, brividi o perdite purulente. Gli

infermieri devono essere addestrati a riconoscere rapidamente questi segni e ad agire senza indugio.

Campionamento e diagnosi:

Al minimo sospetto di infezione, vengono prelevati dei campioni per identificare l'agente patogeno responsabile. In questo modo, si può impostare un trattamento antibiotico mirato. Per valutare l'estensione dell'infezione, si può ricorrere anche alla diagnostica per immagini.

Intervento medico rapido:

Il trattamento medico deve essere immediato. Spesso inizia con la somministrazione di antibiotici ad ampio spettro, in attesa dei risultati dei tamponi. Se è presente una raccolta di pus, può essere necessario un intervento chirurgico per drenare l'ascesso.

Assistenza infermieristica specifica:

Oltre a somministrare le terapie prescritte, gli infermieri svolgono un ruolo cruciale nel monitorare l'evoluzione dell'infezione. Devono garantire una rigorosa asepsi delle ferite, mantenere il sito chirurgico pulito e disinfettato e monitorare regolarmente i parametri vitali del paziente.

Educazione e consulenza ai pazienti:

I pazienti e le loro famiglie devono essere informati dell'importanza di monitorare il sito chirurgico per individuare eventuali segni di infezione. Devono anche essere istruiti a eseguire la cura locale, se necessario, e sensibilizzati sull'importanza di seguire scrupolosamente il trattamento antibiotico prescritto.

Prevenire le recidive:

Una volta trattata un'infezione post-operatoria, il monitoraggio regolare è essenziale per prevenire le recidive. Questo comporta visite di controllo, esami del sangue e, se necessario, modifiche al trattamento.

La gestione delle infezioni post-operatorie nella chirurgia vascolare è una sfida importante per la sicurezza del paziente. Grazie alla loro competenza, alla vigilanza e alla vicinanza ai pazienti, gli infermieri sono in prima linea in questa battaglia. Il loro ruolo nel riconoscere, trattare e prevenire le infezioni è quindi assolutamente centrale.

Le sfide della resistenza antibiotici

La scoperta degli antibiotici nel 20° secolo ha rivoluzionato la medicina moderna, offrendo un potente rimedio per una serie di infezioni in precedenza spesso fatali. Con il tempo, però, si è sviluppata una minaccia imprevista: la resistenza agli antibiotici. Questo fenomeno è cresciuto rapidamente ed è diventato un problema importante per tutti i settori della medicina, compresa la chirurgia vascolare.

1. Comprendere la resistenza agli antibiotici:
La resistenza agli antibiotici si verifica quando i batteri sviluppano la capacità di superare gli effetti dei farmaci progettati per ucciderli o inibirli. Questo può essere il risultato di una mutazione naturale o di un adattamento all'esposizione ripetuta agli antibiotici. Questi batteri resistenti si moltiplicano e si diffondono, rendendo le infezioni più difficili da trattare.

2. Implicazioni per la chirurgia vascolare:
La chirurgia vascolare, che tratta i disturbi dei vasi sanguigni, non è immune dalle infezioni. Che si tratti di infezioni post-operatorie o di infezioni legate a dispositivi medici come i cateteri, la resistenza agli antibiotici complica il trattamento, prolunga i tempi di recupero, aumenta il costo dell'assistenza e aumenta il rischio di morbilità e mortalità.

3. Pratica attuale e rischi:
Gli antibiotici profilattici sono comunemente utilizzati nella chirurgia vascolare per prevenire le infezioni. Tuttavia, il loro uso inappropriato o eccessivo può contribuire alla resistenza. Inoltre, la prescrizione di antibiotici post-operatori, senza una chiara motivazione, può aggravare il problema.

4. La necessità della stewardship:

La stewardship antibiotica è essenziale per combattere la resistenza. Mira a garantire che gli antibiotici siano usati con giudizio, solo quando necessario e con l'agente, la dose, la via e la durata giusti.

5. Collaborazione interdisciplinare:

La lotta alla resistenza agli antibiotici richiede un approccio collaborativo che coinvolga chirurghi, infettivologi, farmacologi e infermieri. Insieme, possono sviluppare e implementare protocolli per garantire l'uso appropriato degli antibiotici.

6. Educare e sensibilizzare:

È fondamentale educare il personale medico, i pazienti e il pubblico sui pericoli della resistenza agli antibiotici e sull'importanza di usare questi farmaci in modo responsabile.

La resistenza agli antibiotici è una delle sfide più pressanti della medicina moderna. Nella chirurgia vascolare, dove il rischio di infezioni è onnipresente, la necessità di affrontare questo problema è ancora più acuta. È indispensabile combinare ricerca, formazione e collaborazione per salvaguardare l'efficacia di questi farmaci vitali per le generazioni future.

Capitolo 19

RECUPERO RAPIDO DOPO L'INTERVENTO CHIRURGICO (RRAC)

Principi della RRAC
in chirurgia vascolare

Il Rapid Enhanced Recovery After Surgery (RRAS) è un approccio multidisciplinare per migliorare il recupero dei pazienti dopo un intervento chirurgico. Si basa su una serie di protocolli predefiniti che cercano di ridurre al minimo lo stress chirurgico e di promuovere un rapido ritorno alle normali funzioni. Sebbene la RRAC sia stata inizialmente sviluppata per la chirurgia colorettale, i suoi principi sono stati adattati ad altri campi chirurgici, compresa la chirurgia vascolare. Ecco gli aspetti principali della RRAC applicata alla chirurgia vascolare:

1. Valutazione e preparazione preoperatoria:
   - **Valutazione nutrizionale:** identificare e trattare la malnutrizione per migliorare i risultati post-operatori.
   - **Ottimizzazione medica:** gestione delle co-morbilità come il diabete, l'ipertensione e le malattie cardiache.
   - **Educazione del paziente:** informare il paziente sul processo chirurgico, sulle aspettative di recupero e sull'importanza di una mobilizzazione precoce.
   - **Pre-riabilitazione:** rinforzo fisico, nutrizionale e psicologico del paziente prima dell'intervento.
2. Anestesia e analgesia:
   - **Anestesia locoregionale:** favorita quando possibile per ridurre gli effetti collaterali dell'anestesia generale.
   - **Gestione multimodale del dolore:** uso combinato di analgesici per ottimizzare il sollievo dal dolore riducendo gli oppioidi.
3. Tecniche chirurgiche per ridurre al minimo il trauma:
   - **Accesso chirurgico minimo:** favorire le tecniche endovascolari o le piccole incisioni, ove opportuno.
   - **Prevenzione della perdita di sangue:** utilizzo di tecniche e strumenti per ridurre il sanguinamento.

4. Post-operatorio:
- **Mobilitazione precoce:** incoraggiare il paziente ad alzarsi e a muoversi il prima possibile dopo l'intervento.
- **Alimentazione precoce:** reintroduzione rapida di una dieta normale.
- **Limitazione di drenaggi e cateteri:** rimozione rapida per favorire la mobilità e ridurre il rischio di infezione.
- **Gestione di nausea e vomito:** Uso di farmaci antiemetici per prevenire e trattare i sintomi.

5. Follow-up post-operatorio:
- **Criteri di dimissione:** definire criteri chiari per la dimissione dall'ospedale.
- **Follow-up a casa:** follow-up per identificare e gestire rapidamente eventuali complicazioni.

6. Revisione continua:
- **Audit e feedback:** valutazione regolare dei protocolli RRAC per garantire la loro efficacia e apportare miglioramenti.

La RRAC nella chirurgia vascolare offre l'opportunità di migliorare la qualità dell'assistenza e i risultati per i pazienti. Utilizzando un approccio multidisciplinare, mira a minimizzare il trauma chirurgico, a promuovere un recupero rapido e a ridurre la durata della degenza ospedaliera.

Il ruolo chiave dell'infermiere nel percorso RRAC

La Riabilitazione Rapida Potenziata (RRAC) è un approccio innovativo all'assistenza chirurgica. Richiede un team affiatato e multidisciplinare, in cui l'infermiere svolge un ruolo centrale. Dal follow-up pre-operatorio a quello post-operatorio, gli infermieri sono al centro dell'implementazione e del successo della RRAC.

1. Educazione e preparazione del paziente:

L'infermiere è spesso il primo punto di contatto con il paziente. Ha la responsabilità di informare il paziente sulla procedura e su cosa aspettarsi prima, durante e dopo l'intervento. Questa educazione preoperatoria è essenziale per ridurre l'ansia del paziente e fornirgli gli strumenti necessari per svolgere un ruolo attivo nel suo recupero.

2. Valutazione preoperatoria:

L'infermiere svolge un ruolo chiave nella valutazione del rischio e nella preparazione preoperatoria. Ciò include il controllo dell'anamnesi, il coordinamento con altri specialisti, se necessario, e la garanzia che vengano seguiti tutti i protocolli preoperatori.

3. Coordinamento intraoperatorio:

Sebbene l'atto chirurgico sia principalmente nelle mani del chirurgo, l'infermiere di sala operatoria garantisce la sicurezza del paziente, prepara e controlla le attrezzature necessarie e lavora a stretto contatto con l'anestesista e il chirurgo.

4. Supporto post-operatorio:

Dopo l'intervento chirurgico, l'infermiere è essenziale per monitorare il paziente, somministrare analgesici, garantire una mobilizzazione precoce e incoraggiare l'alimentazione. Ha anche la responsabilità di riconoscere e gestire le potenziali complicazioni e di coordinarsi con gli altri membri dell'équipe per garantire un'assistenza completa.

5. Educazione post-operatoria:

Prima di tornare a casa, l'infermiera ribadisce i consigli post-operatori, fornisce informazioni sui segni e i sintomi a cui prestare attenzione e rassicura il paziente sul processo di recupero. Offre anche risorse per il follow-up e risponde a qualsiasi domanda del paziente e della famiglia.

6. Follow-up :

L'infermiere è spesso la prima persona che i pazienti contattano in caso di dubbi dopo il rientro a casa. Valuta il benessere del paziente, risponde alle sue domande e, se necessario, lo indirizza al giusto professionista sanitario.

7. Miglioramento continuo:

Come membro attivo del team chirurgico, l'infermiere partecipa anche alla revisione dei protocolli RRAC, fornendo un feedback prezioso per il miglioramento continuo dell'assistenza.

Nel percorso RRAC, l'infermiere è molto più di un semplice operatore. Rappresenta un pilastro centrale dell'assistenza al paziente, assicurando che ogni fase del processo sia ottimizzata per un recupero rapido ed efficace. La loro competenza, la loro compassione e il loro impegno nei confronti del paziente sono essenziali per il successo della RRAC.

Vantaggi e sfide di questo approccio

La Riabilitazione Rapida Chirurgica Potenziata (RRAC) è un approccio multidisciplinare che mira a ottimizzare il recupero del paziente dopo l'intervento chirurgico, minimizzando le complicazioni e riducendo la durata della degenza. Sebbene l'implementazione della RRAC presenti molti vantaggi, ci sono anche delle sfide. Vediamo i vantaggi e gli ostacoli di questo approccio.

Vantaggi :
1. Recupero accelerato: i protocolli RRAC promuovono un recupero più rapido, consentendo ai pazienti di riacquistare più velocemente l'indipendenza e la qualità di vita.
2. Riduzione delle complicanze: grazie a una migliore preparazione pre-operatoria e a una gestione ottimizzata durante e dopo l'intervento, la RRAC aiuta a ridurre il rischio di complicanze post-operatorie.
3. Degenze ospedaliere più brevi: un recupero rapido significa anche una degenza ospedaliera più breve, che riduce i costi e libera posti letto per altri pazienti.

4. Soddisfazione del paziente: Una migliore gestione del dolore, una mobilizzazione precoce e informazioni chiare migliorano l'esperienza e la soddisfazione del paziente.

5. Risparmi finanziari: la riduzione della durata della degenza e delle complicanze può comportare un risparmio significativo per le strutture sanitarie.

Sfide :

1. Resistenza al cambiamento: L'introduzione di un programma RRAC può incontrare la resistenza dei team sanitari abituati a protocolli consolidati da tempo.

2. Formazione e istruzione: il successo della RRAC richiede che gli operatori sanitari siano adeguatamente formati a questo approccio e che ricevano una formazione continua per tenersi aggiornati sugli sviluppi dei protocolli.

3. Coordinamento multidisciplinare: la RRAC richiede una stretta collaborazione tra diversi professionisti sanitari (chirurghi, anestesisti, infermieri, fisioterapisti, ecc.). Questo coordinamento può essere difficile da stabilire e mantenere.

4. Gestire le aspettative: Informare correttamente i pazienti sulla RRAC è fondamentale per gestire le loro aspettative. Alcuni possono aspettarsi un recupero immediato e rimanere delusi se non è così.

5. Adattabilità: non tutti i pazienti sono idonei per la RRAC. È quindi essenziale valutare ogni caso individualmente e adattare il protocollo di conseguenza.

La RRAC offre un approccio promettente per migliorare gli esiti chirurgici e la soddisfazione del paziente. Tuttavia, la sua implementazione richiede un'attenta pianificazione, una formazione adeguata e una collaborazione interprofessionale per superare le sfide inerenti a questo cambiamento di paradigma nell'assistenza chirurgica.

Capitolo 20

IL FUTURO DELLA CHIRURGIA VASCOLARE: INNOVAZIONI E SFIDE

Nuove tecniche e materiali

La chirurgia vascolare, come altri campi medici, sta facendo continui progressi grazie alla ricerca e all'innovazione. Stanno emergendo nuove tecniche e materiali per rendere le operazioni più sicure, ridurre i tempi di recupero dei pazienti e migliorare i risultati a lungo termine. Diamo un'occhiata ad alcuni dei principali progressi in questo campo.

1. Tecniche endovascolari :
Queste tecniche minimamente invasive utilizzano cateteri e altri dispositivi inseriti attraverso una piccola incisione per trattare i problemi vascolari senza dover ricorrere alla chirurgia aperta. Offrono tempi di recupero più brevi e minori complicazioni post-operatorie.

2. Stent a rilascio di farmaco :
Gli stent, che sono dispositivi tubolari posizionati per mantenere aperto un vaso sanguigno, sono ora impregnati di farmaci che aiutano a prevenire la restenosi, o il restringimento del vaso dopo l'intervento.

3. Materiali biodegradabili:
Questi materiali offrono il vantaggio di sostenere temporaneamente un vaso, mentre vengono gradualmente assorbiti dall'organismo. Riducono il rischio di complicazioni a lungo termine associate ai dispositivi permanenti.

4. Imaging 3D in tempo reale :
Questa tecnologia consente ai chirurghi di visualizzare con precisione l'anatomia vascolare del paziente durante l'intervento, migliorando la precisione e la sicurezza della procedura.

5. Robotica chirurgica :
I robot sempre più sofisticati assistono i chirurghi, consentendo loro di eseguire operazioni con maggiore precisione e incisioni ancora più piccole.

6. Biomimetica :

I materiali innovativi sono progettati per imitare la struttura e la funzione del tessuto umano, consentendo una migliore integrazione e riducendo il rischio di rigetto o di complicazioni.

7. Tecniche di monitoraggio post-operatorio:

I nuovi dispositivi consentono il monitoraggio continuo del flusso sanguigno e della salute vascolare dopo l'operazione, garantendo un intervento rapido in caso di anomalie.

8. Terapie geniche e cellulari:

La ricerca continua sulle terapie geniche e cellulari per promuovere la riparazione e la rigenerazione vascolare, offrendo un nuovo modo di trattare i disturbi vascolari senza chirurgia.

La combinazione di tecnologia, innovazione e ricerca medica continua a spingere la chirurgia vascolare verso nuovi orizzonti. Questi progressi, incentrati sul benessere e sulla sicurezza del paziente, rafforzano l'importanza della formazione continua degli operatori sanitari, per garantire che adottino e padroneggino queste nuove tecniche e materiali.

Chirurgia vascolare nell'era digitale

L'avvento dell'era digitale ha trasformato molte discipline e la chirurgia vascolare non fa eccezione. Poiché le tecnologie digitali continuano a progredire a rotta di collo, la loro integrazione nel campo medico promette un'assistenza più efficiente, precisa e personalizzata per i pazienti. Addentriamoci in questo affascinante mondo in cui tecnologia e medicina si incontrano.

1. Imaging e diagnostica avanzati:
Grazie alla tecnologia digitale, l'imaging medico come l'angiografia e la tomografia computerizzata ha raggiunto livelli di precisione senza precedenti. Le immagini ad alta risoluzione forniscono ai chirurghi vascolari una visione dettagliata dei vasi sanguigni, consentendo diagnosi più accurate e interventi chirurgici mirati.

2. Simulazione e formazione:
I simulatori digitali offrono ai chirurghi in formazione l'opportunità di eseguire operazioni complesse in un ambiente virtuale. Questo migliora le loro competenze, riduce gli errori e migliora la sicurezza del paziente.

3. Robotica e assistenza chirurgica :
I robot assistiti dal computer sono ormai ampiamente utilizzati nella chirurgia vascolare. Consentono movimenti più precisi e stabili rispetto alla mano umana, offrendo al contempo una migliore visualizzazione dell'area operatoria.

4. Cartelle cliniche elettroniche:
Questi sistemi centralizzano le informazioni mediche dei pazienti, facilitando la condivisione delle informazioni da parte degli specialisti, migliorando il coordinamento delle cure e riducendo gli errori medici.

5. Telemedicina :
La consultazione a distanza è diventata una realtà. Permette ai pazienti di accedere agli specialisti, anche se vivono in aree remote. Nel settore vascolare, questo può significare il monitoraggio post-operatorio a distanza o le consultazioni per un secondo parere.

6. Applicazioni e dispositivi indossabili:
I dispositivi indossabili e le applicazioni mobili possono ora essere utilizzati per monitorare continuamente alcuni dati vitali, fornendo una visione in tempo reale della salute vascolare del paziente e avvisandolo di eventuali anomalie.

7. Intelligenza artificiale e analisi dei dati:
L'AI può aiutare ad analizzare rapidamente grandi quantità di dati, identificare tendenze o anomalie e persino

suggerire trattamenti. Potrebbe rivoluzionare il trattamento precoce delle malattie vascolari.

8. Stampanti 3D :

Sebbene sia ancora in fase sperimentale, la stampa 3D ha il potenziale di creare innesti vascolari su misura per i pazienti, in base alla loro anatomia unica.

L'era digitale, con le sue innovazioni tecnologiche, sta spingendo indietro i confini di ciò che è possibile fare nella chirurgia vascolare. Se da un lato questo presenta delle sfide, soprattutto in termini di sicurezza dei dati e di etica, dall'altro apre orizzonti entusiasmanti per migliorare l'assistenza ai pazienti. Come professionisti della sanità, è fondamentale adattarsi a questi sviluppi, formarsi continuamente e adottare questi strumenti per offrire il meglio ai nostri pazienti.

Questioni etiche innovazioni mediche

Ogni grande progresso tecnologico solleva una serie di dilemmi etici. Nonostante i loro innegabili vantaggi in termini di salute e qualità della vita, le innovazioni mediche non sono esenti da queste domande. Medici, ricercatori, legislatori e persino pazienti si trovano di fronte a nuove sfide che richiedono un'attenta riflessione.

1. Equità e accessibilità :

Una delle principali preoccupazioni è l'accessibilità delle nuove tecnologie. Chi può beneficiare di queste innovazioni? Come possiamo garantire che i progressi medici vadano a beneficio di tutti e non aggravino le disuguaglianze socio-economiche?

2. Privacy e protezione dei dati:

Con l'aumento della telemedicina, delle cartelle cliniche elettroniche e dei dispositivi connessi, la raccolta di dati sensibili si sta intensificando. Come si può garantire la sicurezza e la riservatezza di queste informazioni?

3. Consenso informato :

I pazienti comprendono davvero le implicazioni e i rischi delle nuove tecnologie e dei nuovi trattamenti? Come possiamo garantire che il loro consenso sia veramente informato, soprattutto quando l'innovazione è **complessa?**

4. Sperimentazione e test:

Prima che un'innovazione venga adottata su larga scala, deve essere testata. Quali sono i criteri etici per condurre gli studi clinici, soprattutto quando la tecnologia è radicalmente nuova?

5. Modulazione e miglioramento del corpo umano:

Con innovazioni come la genomica e gli impianti neuronali, dove tracciamo il confine tra trattamento e 'miglioramento' del corpo umano? È etico andare oltre la semplice guarigione?

6. Interventi genetici :

La possibilità di modificare il genoma umano, in particolare con strumenti come CRISPR, apre le porte a immense opportunità, ma anche a profondi dilemmi etici, in particolare per quanto riguarda le modifiche transgenerazionali.

7. Intelligenza artificiale in medicina :

L'IA ha un enorme potenziale per la diagnosi e il trattamento, ma chi è responsabile se va male? Come possiamo garantire che l'IA prenda decisioni in modo equo e senza pregiudizi?

8. Fine vita e innovazioni:

Le tecnologie mediche possono talvolta prolungare la vita, ma a quale costo per la qualità della vita? Quando è etico usare o rifiutare una tecnologia che prolunga la vita?

L'innovazione medica è un formidabile motore di progresso, ma deve essere guidata da una solida riflessione etica. La posta in gioco è immensa e richiede la collaborazione tra operatori sanitari, pazienti, legislatori ed esperti di etica, per garantire che i progressi tecnologici servano davvero al benessere umano.

Capitolo 21

TRANSIZIONE TRA OSPEDALE E CASA

Pianificazione della gita
e l'educazione del paziente

La transizione tra una degenza ospedaliera e il ritorno a casa è un momento chiave dell'assistenza medica, ed è qui che gli infermieri svolgono un ruolo cruciale. Una dimissione ben pianificata e un'adeguata educazione del paziente sono essenziali per garantire una convalescenza sicura e ridurre il rischio di complicazioni o di riammissioni in ospedale.

1. Valutazione iniziale :
L'infermiere deve innanzitutto valutare lo stato di salute del paziente, il suo livello di comprensione, le sue esigenze e le risorse disponibili a casa. Questa valutazione consentirà di personalizzare il piano di dimissione.

2. Coordinamento con il team medico:
In collaborazione con il medico, l'infermiere stabilisce il piano di assistenza da seguire una volta che il paziente è tornato a casa. Questo può includere appuntamenti di follow-up, aggiustamenti dei farmaci o altre raccomandazioni.

3. Insegnare l'autocura:
È fondamentale educare i pazienti a prendersi cura di se stessi. Questo include la gestione dei farmaci, il riconoscimento dei segnali di allarme, la cura delle ferite, l'attività fisica raccomandata e altre istruzioni specifiche.

4. Supporto emotivo :
Il ritorno a casa dopo un intervento chirurgico o una malattia può essere fonte di ansia. Gli infermieri devono offrire sostegno emotivo, rispondere alle domande dei pazienti e, se necessario, indirizzarli a professionisti della salute mentale o a gruppi di sostegno.

5. Pianificazione delle esigenze a casa:
Alcuni pazienti possono avere bisogno di attrezzature specifiche a casa, come un letto medico, un deambulatore o altri ausili tecnici. L'infermiere coordina questo aspetto.

6. Rete di supporto :
Identificare e coinvolgere i familiari, gli amici o gli assistenti informali che possono aiutare nell'assistenza domiciliare del paziente è fondamentale. Formarli ai compiti specifici di cui il paziente ha bisogno assicura la continuità dell'assistenza.

7. Risorse comunitarie :
L'infermiere può indirizzare il paziente alle risorse locali, come i servizi di assistenza domiciliare, i programmi di riabilitazione o le associazioni di pazienti.

8. Follow-up :
Il follow-up dopo la dimissione, sia per telefono che per telemedicina o visite a domicilio, assicura che il paziente stia bene e si attenga alle istruzioni mediche.

La pianificazione della dimissione e l'educazione del paziente sono fasi cruciali per garantire una transizione agevole dall'ospedale a casa. Investendo tempo ed energia in queste fasi, l'infermiere svolge un ruolo decisivo per il benessere e il recupero del paziente.

Monitoraggio post-operatorio a casa

Dopo un intervento di chirurgia vascolare, la fase di recupero non si ferma una volta che il paziente lascia l'ospedale. Il monitoraggio post-operatorio a casa è essenziale per assicurare il recupero completo, prevenire le complicazioni e garantire il benessere del paziente.

1. Valutazione iniziale post-dimissione:
Non appena tornano a casa, i pazienti devono essere consapevoli dell'importanza di una valutazione regolare della loro condizione. Ciò include il controllo dei segni vitali, il monitoraggio delle ferite chirurgiche e l'osservazione dei sintomi post-operatori attesi.

2. Monitoraggio della ferita:
L'area operata richiede un'attenzione particolare. L'infermiere insegna al paziente come controllare la ferita per individuare eventuali segni di infezione, emorragia o altre anomalie.

3. Gestione del dolore :
Il dolore è un sintomo comune dopo l'intervento chirurgico. È essenziale che il paziente sappia come gestire il dolore utilizzando i farmaci prescritti e i metodi non farmacologici, stando attento ai possibili effetti collaterali.

4. Attività fisica :
A seconda della natura dell'intervento, verranno fornite raccomandazioni specifiche sull'attività fisica. È fondamentale seguire queste linee guida per promuovere un recupero ottimale e prevenire possibili complicazioni.

5. Alimentazione e idratazione :
L'alimentazione può svolgere un ruolo decisivo nel recupero. Una buona idratazione e una dieta equilibrata aiutano la guarigione e il recupero generale.

6. Segnali di avvertimento :
Il paziente deve essere messo al corrente dei segnali di allarme o dei sintomi insoliti che devono essere segnalati immediatamente, come dolore al petto, debolezza improvvisa, gonfiore eccessivo o alterazioni della pelle.

7. Farmaci :
La stretta osservanza del regime farmacologico è essenziale. I pazienti devono essere consapevoli degli orari, dei dosaggi e delle possibili interazioni farmacologiche.

8. Visite di follow-up :
Gli appuntamenti post-operatori con il chirurgo o l'équipe

medica sono spesso necessari per valutare i progressi della guarigione.

9. Supporto emotivo :
L'intervento chirurgico può avere un impatto psicologico. Il sostegno dei propri cari, o anche di un professionista, può essere utile per gestire le emozioni post-operatorie.

Il monitoraggio post-operatorio a casa è una fase cruciale del processo di recupero. Lavorando a stretto contatto con gli operatori sanitari e seguendo le linee guida, i pazienti aumentano le possibilità di un recupero di successo e di una migliore qualità di vita dopo l'intervento.

Lavorare con l'assistenza domiciliare e riabilitazione

Il periodo successivo all'intervento è critico, non solo per il recupero fisico, ma anche per il recupero emotivo e psicologico del paziente. Il collegamento tra l'assistenza ospedaliera e l'assistenza a domicilio, nonché la riabilitazione, è essenziale per garantire un recupero completo e di qualità.

1. La transizione dall'ospedale a casa:
La dimissione dall'ospedale è un momento chiave. Richiede un coordinamento preciso tra l'équipe ospedaliera, il servizio di assistenza domiciliare e la famiglia del paziente, per garantire che siano presenti tutte le risorse necessarie.

2. Valutazione a domicilio:
Gli operatori di assistenza domiciliare effettuano una valutazione iniziale per comprendere l'ambiente del paziente, identificare le esigenze specifiche e mettere in atto un piano di assistenza adeguato.

3. Riabilitazione: una fase cruciale:
La chirurgia vascolare può richiedere un periodo di

riabilitazione per recuperare mobilità, forza e resistenza. Questa fase è facilitata da fisioterapisti, terapisti occupazionali e altri specialisti che lavorano a stretto contatto con l'infermiere.

4. Monitoraggio e adattamento del piano di assistenza:
A seconda dei progressi del paziente, potrebbe essere necessario modificare i programmi di assistenza domiciliare e di riabilitazione. Una comunicazione fluida tra tutte le persone coinvolte è essenziale per adattarsi ai cambiamenti.

5. Educazione e responsabilizzazione del paziente:
L'infermiere, in collaborazione con il team di assistenza domiciliare, svolge un ruolo fondamentale nell'educare il paziente e la famiglia sulle cure post-operatorie, sui farmaci, sull'alimentazione, sull'esercizio fisico e su altri elementi essenziali per il recupero.

6. Supporto psicologico e sociale:
Oltre alle esigenze fisiologiche, i pazienti possono sperimentare sfide emotive e sociali dopo l'intervento chirurgico. Il supporto psicologico, attraverso professionisti o gruppi di sostegno, così come il supporto sociale, possono essere utili.

7. Gestione delle complicazioni:
Una risposta rapida a qualsiasi complicazione è fondamentale. L'infermiere, in collaborazione con l'équipe di assistenza domiciliare, deve essere vigile e preparato ad agire rapidamente in caso di problemi.

Una stretta collaborazione tra i servizi ospedalieri, l'assistenza domiciliare e la riabilitazione è fondamentale per garantire un recupero ottimale dopo un intervento di chirurgia vascolare. Questa alleanza fornisce un'assistenza olistica ai pazienti, rispondendo alle loro esigenze fisiche, emotive e sociali, ottimizzando il loro ritorno a una vita normale e attiva.

Capitolo 22

TRAUMA VASCOLARE E CURA

Valutazione iniziale del trauma

La gestione immediata dei pazienti traumatizzati è fondamentale per determinare la gravità delle lesioni, stabilire un piano di trattamento adeguato e migliorare le possibilità di recupero. L'accuratezza e la velocità di questa valutazione iniziale possono fare la differenza tra la vita e la morte. Ecco come viene organizzata questa fase essenziale del trattamento delle vittime di traumi:

1. Garantire la sicurezza e la stabilizzazione del paziente:
Non appena arriva un paziente traumatizzato, il primo passo è garantire la sua sicurezza e quella dell'équipe medica. Ciò comporta il controllo delle vie aeree, l'assicurazione che il paziente possa respirare e la stabilizzazione della circolazione sanguigna.

2. Raccolta rapida di informazioni:
È indispensabile ottenere rapidamente un'anamnesi del trauma. Qual è la natura del trauma? Come si è verificato? Ci sono altre vittime? Queste informazioni possono aiutare l'équipe medica ad anticipare alcuni problemi e a pianificare gli interventi necessari.

3. Esame fisico primario:
Viene effettuato un esame rapido ma sistematico per identificare le lesioni potenzialmente pericolose per la vita. Questo include il controllo delle funzioni vitali, la valutazione dello stato neurologico e il rilevamento di eventuali emorragie.

4. Esame secondario dettagliato:
Una volta che il paziente è stato stabilizzato, si esegue un esame più dettagliato per identificare altre lesioni meno evidenti ma altrettanto gravi. Questo processo comprende l'ispezione, la palpazione, la percussione e l'auscultazione.

5. Uso della diagnostica per immagini:
Strumenti come la radiografia, l'ecografia, la tomografia computerizzata (TC) e la risonanza magnetica (RM)

possono essere utilizzati per ottenere una visione dettagliata delle lesioni interne.

6. Identificazione delle priorità di trattamento:
In base alle lesioni identificate, il team medico stabilisce le priorità di trattamento. Alcuni interventi potrebbero essere necessari immediatamente, mentre altri potrebbero dover aspettare.

7. Comunicazione con il paziente e la famiglia:
È fondamentale comunicare i risultati della valutazione al paziente e alla famiglia, oltre a fornire informazioni sulle fasi successive del trattamento.

La valutazione iniziale del trauma è una fase cruciale che richiede un approccio strutturato, metodico e rapido. La capacità di valutare rapidamente e accuratamente la gravità di un trauma può migliorare significativamente le possibilità di sopravvivenza e di recupero del paziente. La collaborazione tra tutti i membri dell'équipe medica è fondamentale per garantire una gestione efficace ed efficiente del trauma.

Risposta alle emergenze e stabilizzazione

Quando si verifica una crisi in chirurgia vascolare, ogni secondo è importante. Le complicazioni vascolari possono portare rapidamente a danni irreversibili ai tessuti e agli organi, o essere pericolose per la vita. In questi momenti di alta tensione, gli interventi di emergenza devono essere attuati in modo efficace per stabilizzare il paziente e prevenire ulteriori danni.

1. Valutazione rapida:
Prima di qualsiasi intervento, è essenziale una valutazione rapida delle condizioni del paziente. Questa valutazione deve determinare la gravità della situazione, i sistemi d'organo coinvolti e identificare le priorità immediate.

2. Supporto vitale :

Gli interventi di emergenza si concentrano spesso sul mantenimento delle funzioni vitali. Ciò comporta la stabilizzazione delle vie aeree, la garanzia di un'adeguata ventilazione e la rianimazione circolatoria per assicurare un'adeguata perfusione degli organi.

3. Controllo del sanguinamento:

Nel contesto della chirurgia vascolare, l'emorragia inaspettata è una delle emergenze più comuni. L'accesso rapido al sito di sanguinamento, la compressione diretta, l'uso di dispositivi emostatici e, se necessario, l'intervento chirurgico possono essere essenziali.

4. Somministrazione di farmaci di emergenza:

A seconda della natura dell'emergenza, possono essere somministrati farmaci come agenti vasoattivi, analgesici o antiaritmici per stabilizzare il paziente.

5. Intervento chirurgico:

Se le misure non chirurgiche non sono sufficienti, può essere necessario un intervento chirurgico per risolvere il problema. Questo può includere la riparazione di un vaso danneggiato, la rimozione di un coagulo o il posizionamento di uno shunt.

6. Monitoraggio continuo:

Una volta gestita la situazione di emergenza, è necessario un monitoraggio costante del paziente. I parametri vitali, la diuresi, i livelli di ossigenazione e altri segni vitali vengono monitorati attentamente per garantire che il paziente rimanga stabile.

7. Supporto psicologico :

L'impatto psicologico di un'emergenza medica sul paziente e sulle persone a lui vicine non deve essere trascurato. Garantire una comunicazione chiara e offrire un supporto psicologico può aiutare a ridurre l'ansia e la paura.

La chirurgia vascolare d'urgenza richiede un'équipe medica qualificata, attrezzature all'avanguardia e procedure consolidate per gestire efficacemente le complicazioni.

L'obiettivo principale è stabilizzare il paziente il più rapidamente possibile, riducendo al minimo il rischio di ulteriori danni. In questi momenti critici, il coordinamento, la rapidità d'azione e l'esperienza sono essenziali per salvare vite umane.

Recupero e riabilitazione post-traumatico

Il periodo successivo a un trauma, in particolare nel campo della chirurgia vascolare, è cruciale. Un'assistenza adeguata, incentrata sul recupero e sulla riabilitazione, è essenziale per garantire che i pazienti si riprendano al meglio e tornino gradualmente a una vita normale.

1. Fase acuta: stabilizzazione e monitoraggio
Dopo un trauma o un intervento vascolare d'emergenza, i pazienti vengono generalmente ricoverati in terapia intensiva o in un'unità di monitoraggio post-operatorio. L'obiettivo di questa fase è stabilizzare le condizioni del paziente, gestire il dolore, monitorare eventuali complicazioni e iniziare la riabilitazione iniziale.

2. Valutazione multidisciplinare:
Un team composto da chirurghi vascolari, fisioterapisti, nutrizionisti, psicologi e altri specialisti valuta le esigenze specifiche del paziente per definire un piano di riabilitazione personalizzato.

3. Mobilitazione precoce:
A seconda della natura del trauma, incoraggiare la mobilizzazione precoce può prevenire le complicazioni, come la trombosi, e promuovere un recupero più rapido.

4. Cura delle ferite:
Una gestione appropriata delle incisioni o delle ferite traumatiche è essenziale per prevenire le infezioni, promuovere una guarigione ottimale e ridurre al minimo le cicatrici.

5. Riabilitazione fisica:
Esercizi mirati, supervisionati da un fisioterapista, aiutano a ripristinare la forza, la mobilità e la resistenza. Questo è particolarmente importante se il trauma ha compromesso la capacità del paziente di camminare o di usare alcune parti del corpo.

6. Supporto psicologico :
Il trauma può lasciare cicatrici emotive. L'assistenza psicologica può aiutare i pazienti a gestire lo shock, la paura, l'ansia e lo stress post-traumatico.

7. Educazione del paziente:
È fondamentale informare i pazienti sulla loro condizione, sull'assistenza domiciliare, sui farmaci e sui segnali di allarme. Questo li aiuta a prendere il controllo della propria guarigione.

8. Follow-up a lungo termine:
Appuntamenti regolari con l'équipe medica le consentono di monitorare i progressi della riabilitazione, di adattare i trattamenti e di identificare precocemente eventuali complicazioni.

9. Reinserimento sociale e professionale:
A seconda della gravità del trauma, può essere necessario del tempo per tornare a una vita normale. Possono essere necessari aiuti come la terapia occupazionale, l'adattamento al lavoro o la formazione professionale.

Il recupero e la riabilitazione post-trauma sono processi complessi che richiedono un'assistenza completa e multidisciplinare. I progressi della medicina consentono oggi di offrire un trattamento sempre più efficace, volto a ripristinare l'indipendenza dei pazienti e a migliorare la loro qualità di vita.

Capitolo 23

STRUMENTI E APPLICAZIONI DIGITALI PER GLI INFERMIERI

Software di tracciamento
e la valutazione del paziente

Nel mondo medico moderno, la tecnologia gioca un ruolo chiave, in particolare nella gestione e nel monitoraggio delle cartelle cliniche dei pazienti. L'uso di un software dedicato offre agli operatori sanitari un modo efficiente e strutturato per monitorare i progressi dei pazienti, valutare le loro esigenze e garantire un'assistenza ottimale.

1. Perché il monitoraggio digitale è fondamentale?
La digitalizzazione ha permesso di centralizzare le informazioni, facilitare l'accesso e ridurre il rischio di errori. I file cartacei sono spesso voluminosi e possono andare persi o essere incompleti, mentre il software giusto assicura che i dati dei pazienti possano essere rintracciati e aggiornati in tempo reale.

2. Caratteristiche del software di monitoraggio :
- **Interfaccia intuitiva:** per un inserimento rapido dei dati.
- **Accesso sicuro:** solo i professionisti autorizzati possono accedere alle informazioni sensibili.
- **Interoperabilità:** la capacità del software di scambiare dati con altri sistemi, facilitando la condivisione di informazioni tra diversi reparti o stabilimenti.
- **Aggiornamenti in tempo reale:** non appena vengono aggiunte nuove informazioni, queste sono immediatamente disponibili per il team di cura.
- **Funzioni di allarme:** in caso di anomalia o di necessità di intervento urgente.

3. Vantaggi per il paziente:
Il software consente un monitoraggio personalizzato e su misura. I pazienti beneficiano di una migliore assistenza e, in alcuni casi, possono avere accesso diretto ad alcuni dei

loro dati, incoraggiando così il loro coinvolgimento nella cura.

4. Vantaggi per il personale infermieristico:

- **Risparmiare tempo:** ridurre le attività amministrative.
- **Processo decisionale informato:** accesso rapido all'anamnesi completa del paziente.
- **Migliore coordinamento:** facilita la comunicazione tra i diversi membri del team medico.

5. Sviluppi e tendenze:

Con l'avvento dell'intelligenza artificiale e della telemedicina, i software di monitoraggio medico sono in continua evoluzione. Possono incorporare funzioni di analisi predittiva, strumenti di supporto diagnostico o moduli di teleconsulto.

6. Questioni etiche e normative:

La digitalizzazione dei dati medici solleva questioni etiche, in particolare per quanto riguarda la riservatezza e la sicurezza. Gli editori di software e le strutture sanitarie devono rispettare standard rigorosi per garantire la protezione dei dati.

Il software di monitoraggio e valutazione dei pazienti è diventato una parte essenziale del panorama medico. Promuovono un'assistenza ottimale, adattata alle esigenze specifiche di ciascun paziente, facilitando al contempo il lavoro delle équipe sanitarie. Tuttavia, il loro utilizzo richiede una particolare attenzione alla sicurezza e alla riservatezza dei dati.

Utilizzo di oggetti collegati nel follow-up post-operatorio

L'emergere di dispositivi connessi nel mondo medico ha rivoluzionato l'assistenza ai pazienti, in particolare il monitoraggio post-operatorio. Questi dispositivi aggiungono una nuova dimensione al percorso di cura, rendendo il monitoraggio domiciliare più efficace e personalizzato.

1. L'era degli oggetti connessi in medicina:
Gli oggetti connessi, o l'Internet delle cose (IoT) in medicina, si riferiscono a dispositivi medici in grado di raccogliere, analizzare e trasmettere dati sanitari in tempo reale, consentendo il monitoraggio remoto dei pazienti.
2. Tipi di oggetti utilizzati nel monitoraggio post-operatorio:
- **Orologi e braccialetti connessi:** misurano parametri come la frequenza cardiaca, la temperatura corporea e l'attività fisica.
- **Bilancia collegata:** per monitorare il peso del paziente, particolarmente importante dopo alcune operazioni.
- **Monitoraggio della pressione sanguigna connesso:** monitora la pressione sanguigna e invia avvisi in caso di anomalie.
- **Cerotti e dispositivi cutanei:** possono misurare una serie di dati, dall'idratazione della pelle ai parametri cardiaci.
3. Benefici per il paziente:
- **Monitoraggio in tempo reale:** i dati vengono trasmessi continuamente, consentendo un intervento rapido in caso di anomalia.
- **Maggiore autonomia:** i pazienti possono gestire il loro recupero a casa, pur rimanendo in contatto con il loro team medico.
- **Motivazione:** la visualizzazione dei progressi può essere un potente motivatore per i pazienti.
4. Vantaggi per il personale infermieristico:
- **Accesso a dati precisi:** gli oggetti collegati forniscono misurazioni regolari e affidabili.
- **Ottimizzazione del follow-up:** il monitoraggio remoto riduce il numero di visite post-operatorie, garantendo al contempo un follow-up di alta qualità.

- **Avvisi precoci:** in caso di complicazioni, il sistema è in grado di rilevare rapidamente eventuali segnali di allarme.

5. Sfide e preoccupazioni:

- **Sicurezza dei dati :** Con la proliferazione di oggetti connessi, la sicurezza e la riservatezza dei dati devono essere una priorità.
- **Affidabilità del dispositivo:** è fondamentale che i dispositivi forniscano dati accurati per garantire la sicurezza del paziente.
- **Costo:** sebbene molti oggetti connessi siano accessibili, alcuni possono rappresentare un investimento sostanziale.

6. Il futuro dei dispositivi connessi nella chirurgia vascolare: Con il rapido sviluppo della tecnologia, possiamo aspettarci di vedere la nascita di oggetti dedicati a patologie o interventi specifici, consentendo un monitoraggio ancora più personalizzato e su misura.

I dispositivi connessi hanno innegabilmente trasformato il panorama del monitoraggio post-operatorio nella chirurgia vascolare. Offrono interessanti opportunità per migliorare la qualità dell'assistenza e la soddisfazione del paziente. Tuttavia, come per ogni innovazione, devono essere utilizzati con discernimento e nel rispetto delle regole di riservatezza e di etica medica.

Sicurezza digitale e riservatezza dei dati

Nell'era della medicina digitale, la sicurezza digitale e la riservatezza dei dati sono diventate questioni fondamentali per il settore medico. I progressi tecnologici, pur portando innumerevoli vantaggi, introducono anche rischi potenziali che devono essere gestiti.

1. Digitalizzazione nella chirurgia vascolare:
Il settore della chirurgia vascolare, come altre discipline mediche, sta subendo un'importante trasformazione digitale. Le cartelle cliniche elettroniche, l'imaging medico digitalizzato, la telemedicina e l'uso di oggetti connessi sono tutti esempi di questa trasformazione.

2. L'importanza della riservatezza:
La riservatezza dei dati medici è fondamentale. Rispettare la riservatezza medica è un diritto del paziente, ma è anche un obbligo per il personale sanitario.

3. Rischi e minacce :
- **Attacchi informatici: gli** ospedali e le cliniche possono essere bersaglio di attacchi volti a rubare, modificare o rendere inaccessibili le informazioni sensibili.
- **Errore umano: la** condivisione involontaria, la perdita di un dispositivo contenente dati o errori di configurazione possono mettere a rischio la riservatezza delle informazioni.
- **Software dannoso:** Alcuni software possono infiltrarsi nei sistemi per rubare o corrompere i dati.

4. Misure di protezione :
- **Formazione del personale:** è fondamentale formare il personale medico e amministrativo sulle migliori pratiche di sicurezza digitale.
- **Protocolli rigorosi:** implementare procedure di accesso ai dati, password forti e sistemi di verifica a due fattori.
- **Aggiornamenti regolari: il** software e i sistemi devono essere aggiornati regolarmente per correggere le vulnerabilità.

5. Legislazione e standard:
In molti Paesi, la legislazione impone standard severi per la protezione dei dati medici. Queste leggi mirano a garantire la riservatezza, l'integrità e la disponibilità delle informazioni.

6. Responsabilità condivisa:
La protezione dei dati medici è una responsabilità condivisa tra le strutture sanitarie, i fornitori di tecnologia e i pazienti stessi. Ogni attore deve essere consapevole del proprio ruolo e delle implicazioni delle proprie azioni.

7. Il futuro della sicurezza digitale nella chirurgia vascolare:
Con l'avvento di tecnologie come l'intelligenza artificiale e l'apprendimento automatico in medicina, le sfide della sicurezza sono destinate a diventare ancora più complesse. Tuttavia, con un approccio proattivo e collaborativo, il settore può continuare a innovare proteggendo i diritti e la sicurezza dei pazienti.

Poiché il mondo medico continua ad abbracciare la tecnologia digitale, la questione della sicurezza e della riservatezza dei dati continuerà a crescere d'importanza. È imperativo per chi si occupa di chirurgia vascolare, così come per il settore medico nel suo complesso, garantire un ambiente sicuro per tutti.

Capitolo 24

SPECIALIZZAZIONI E SOTTODISCIPLINE IN CHIRURGIA VASCOLARE

Angiologia e patologie venose

L'angiologia, spesso definita come la scienza dei vasi, è particolarmente interessata alle arterie, alle vene e ai capillari. Mentre le arterie hanno il gravoso compito di trasportare il sangue ossigenato dal cuore al resto del corpo, le vene riportano il sangue deossigenato al cuore. Per quanto efficiente sia questo sistema, non è immune da malfunzionamenti. Vediamo le principali patologie venose e i relativi problemi.

1. Che cos'è l'angiologia?
   - Definizione e ambito d'azione
   - Interazione con altre discipline mediche
   - Importanza diagnostica e terapeutica
2. Struttura e funzione delle vene:
   - Anatomia delle vene: superficiali, profonde e perforanti
   - Il ruolo delle valvole venose
   - Il processo di ritorno venoso
3. Patologie venose comuni:
   - **Vene varicose:** dilatazione permanente di una vena, spesso visibile sulla superficie della pelle.
   - **Trombosi venosa profonda (TVP):** formazione di un coagulo di sangue in una vena profonda, solitamente nelle gambe.
   - **Flebite:** infiammazione di una vena, spesso accompagnata dalla formazione di un coagulo di sangue.
   - **Insufficienza venosa:** incapacità delle vene di garantire un ritorno efficiente del sangue al cuore.
4. Fattori di rischio e prevenzione :
   - Ereditarietà, età e sesso
   - Stile di vita sedentario
   - Gravidanza e ormoni
   - Sovrappeso e obesità

- Consigli preventivi: attività fisica, alzare le gambe, alimentazione equilibrata
5. Sintomi e diagnosi :
   - Segnali di allarme: gambe pesanti, gonfiore, dolore, cambiamento del colore della pelle.
   - Esami clinici: palpazione, ecografia Doppler, flebografia.
6. Trattamenti e interventi:
   - Medicinali: anticoagulanti, antinfiammatori, venotonici
   - Chirurgia: stripping, flebectomia
   - Tecniche meno invasive: scleroterapia, laser endovenoso, radiofrequenza.
   - Compressione medica: calze e bendaggi compressivi
7. Vivere con la malattia venosa :
   - Impatto sulla qualità della vita
   - Gestione quotidiana dei sintomi
   - Raccomandazioni per evitare complicazioni

Le patologie venose, sebbene comuni, possono avere un impatto significativo sulla salute e sulla qualità di vita dei pazienti. Una gestione appropriata, una solida conoscenza dell'angiologia e la collaborazione tra gli operatori sanitari sono essenziali per garantire un trattamento efficace e una migliore qualità di vita per le persone colpite.

Tecniche endovascolari e tecniche minimamente invasivo

Ripercorrendo la storia della chirurgia vascolare, è affascinante vedere come la tecnologia e le tecniche si siano evolute. Da incisioni importanti e lunghi periodi di recupero, siamo passati a procedure in cui il paziente può spesso lasciare l'ospedale lo stesso giorno dell'intervento. Le tecniche endovascolari e minimamente invasive ne sono un esempio perfetto, offrendo soluzioni meno traumatiche con risultati spesso superiori.

1. Che cos'è la chirurgia endovascolare?
   - Definizione e principi fondamentali
   - Sviluppi nelle tecniche chirurgiche
   - Vantaggi rispetto alla chirurgia aperta tradizionale
2. Tecniche minimamente invasive: una breve introduzione
   - Concetto "mini-invasivo
   - Tecniche principali: angioplastica, stenting, ablazione.
   - Sviluppi nei dispositivi medici
3. Materiali e preparazione :
   - Cateteri, fili guida e stent
   - Imaging: l'importanza dell'angiografia e della fluoroscopia
   - Preparazione del paziente e del sito chirurgico
4. Interventi comuni e loro indicazioni:
   - **Angioplastica**: dilatazione di un vaso sanguigno ristretto o bloccato.
   - **Stenting** : Un dispositivo utilizzato per mantenere aperto un vaso.
   - **Embolizzazione**: blocco mirato di un vaso sanguigno
   - Ablazione con radiofrequenza o laser: trattamento delle vene varicose
5. Vantaggi e benefici:
   - Meno dolore post-operatorio
   - Recupero più rapido e degenze ospedaliere più brevi
   - Riduzione del rischio di infezioni e complicazioni
   - Risultati estetici superiori con piccole incisioni
6. Limitazioni e sfide:
   - Non è adatto a tutti i pazienti o a tutte le condizioni
   - Necessità di formazione specifica e di attrezzature specializzate
   - Gestione delle potenziali complicazioni
7. Il futuro delle tecniche mininvasive:
   - Innovazioni nelle apparecchiature e nei dispositivi medici
   - Tecniche emergenti: robotica e navigazione assistita da computer
   - Formazione e istruzione: preparare la prossima generazione di chirurghi vascolari

L'evoluzione della chirurgia endovascolare e delle tecniche minimamente invasive è un esempio perfetto di come la scienza medica continui a progredire per offrire ai pazienti cure migliori, meno invasive e più efficaci. Pur riconoscendo gli immensi benefici, è fondamentale continuare a formarsi, adattarsi e innovare per affrontare le sfide future della chirurgia vascolare.

Il ruolo dell'infermiere in chirurgia cardiovascolare

La chirurgia cardiovascolare è complessa e spesso urgente, e richiede un approccio multidisciplinare in cui ogni membro del team medico svolge un ruolo cruciale. Gli infermieri, il vero perno di questo team, hanno responsabilità che vanno ben oltre l'assistenza infermieristica di base. Comprendere la portata di queste responsabilità aiuta a sottolineare l'importanza del loro ruolo nel successo degli interventi cardiovascolari.

1. Preparazione preoperatoria :
   - **Valutazione iniziale del paziente:** anamnesi, esami preliminari, farmaci attuali.
   - **Educazione del paziente:** spiegazione della procedura, dei rischi, del processo di recupero.
   - **Coordinamento con il team:** garantire una comunicazione fluida tra chirurghi, anestesisti e altri professionisti sanitari.
2. Assistenza durante l'operazione :
   - **Monitoraggio del paziente:** monitoraggio costante dei segni vitali, della frequenza cardiaca e di altri parametri essenziali.
   - **Gestione delle attrezzature:** preparazione e sterilizzazione degli strumenti, anticipazione delle esigenze del chirurgo.

- **Supporto al team:** comunicazione continua con il team per garantire il buon funzionamento delle operazioni.

3. Gestione post-operatoria:
   - **Monitoraggio continuo:** monitoraggio dei segni vitali, individuazione precoce di possibili complicazioni.
   - **Gestione del dolore:** somministrare farmaci analgesici, valutarne l'efficacia e regolare le dosi.
   - **Educazione e supporto:** aiutare i pazienti a comprendere la loro condizione, i postumi dell'intervento, la riabilitazione e il piano di follow-up.

4. Riabilitazione e follow-up a lungo termine:
   - **Orientamento:** lavorare con i fisioterapisti e altri professionisti per riabilitare il cuore del paziente.
   - **Monitoraggio regolare:** assicurare il follow-up medico, monitorare gli effetti collaterali dei farmaci e adattare i trattamenti.

5. Ruolo emotivo e psicologico:
   - **Sostegno emotivo:** ascoltare i pazienti e le loro famiglie, offrendo supporto psicologico nei momenti di stress e incertezza.
   - **Advocacy:** difendere i diritti dei pazienti, assicurandosi che le loro preoccupazioni siano ascoltate e prese in considerazione.

6. Formazione e specializzazione:
   - **Mantenere le proprie competenze aggiornate:** frequentare corsi di formazione e conferenze e tenersi aggiornati sugli ultimi progressi della chirurgia cardiovascolare.
   - **Specializzazione:** alcuni infermieri possono scegliere di specializzarsi in aree specifiche, come la terapia intensiva cardiaca o la cardiochirurgia pediatrica.

L'infermiere di chirurgia cardiovascolare non si limita a fornire assistenza, ma è una parte fondamentale del team medico. Il suo ruolo, che comprende competenze tecniche, emozioni, educazione e coordinamento, è essenziale per garantire il benessere del paziente e il successo dell'operazione. In un mondo medico in continua evoluzione, l'infermiere rimane il garante di un'assistenza olistica, combinando competenza, compassione e dedizione.

Capitolo 25

SICUREZZA E GESTIONE DEL PAZIENTE ERRORI MEDICI

Prevenire gli errori nella chirurgia vascolare

In chirurgia, dove i margini di errore sono spesso minimi, la prevenzione degli errori è di fondamentale importanza. Nella chirurgia vascolare, data la complessità delle procedure e la fragilità dei sistemi vascolari coinvolti, questa prevenzione è particolarmente importante. Le conseguenze di un errore possono essere gravi, dalle complicazioni post-operatorie ai postumi duraturi o addirittura fatali.

1. Formazione e istruzione:
Il primo passo per prevenire gli errori è garantire una formazione solida e continua ai chirurghi e a tutto il personale medico. Questo include l'apprendimento delle tecniche chirurgiche, la familiarità con le apparecchiature e l'aggiornamento costante delle conoscenze.

2. Pianificazione preoperatoria:
Un'attenta pianificazione è fondamentale per evitare errori. Ciò include una revisione dell'anamnesi del paziente, gli esami radiologici e la discussione in équipe delle migliori strategie chirurgiche.

3. Le liste di controllo:
Ispirate dall'industria aeronautica, le liste di controllo in chirurgia hanno dimostrato la loro efficacia nel ridurre gli errori. Prima di iniziare un'operazione, il team esamina una lista di controllo, assicurandosi che siano state seguite tutte le fasi pre-operatorie.

4. Comunicazione aperta:
Una comunicazione fluida e trasparente all'interno del team medico è fondamentale. Ogni membro deve sentirsi libero di segnalare un problema, porre una domanda o chiedere un chiarimento.

5. Tecnologie avanzate :
L'uso di tecnologie moderne, come la chirurgia assistita da

robot o i sistemi di visualizzazione avanzata, può aiutare a ridurre al minimo gli errori.

6. Revisioni di morbilità e mortalità:
Si tratta di incontri regolari in cui i team medici discutono di casi complessi, complicazioni o errori, in uno spirito di formazione e miglioramento continuo.

7. Feedback dei pazienti:
Il feedback dei pazienti e delle loro famiglie può fornire informazioni preziose per identificare le aree di miglioramento.

8. Conformità ai protocolli:
I protocolli e le linee guida esistono per un motivo. Si basano su prove scientifiche e devono essere seguite rigorosamente per garantire la sicurezza del paziente.

9. Formazione in caso di emergenza:
È più probabile che si verifichino errori in situazioni di stress. La formazione in situazioni di emergenza, attraverso simulazioni o corsi specifici, può aiutare il team a reagire meglio a queste situazioni.

La prevenzione degli errori nella chirurgia vascolare è un processo continuo, che richiede la partecipazione attiva di ogni membro del team medico. È combinando la formazione, la comunicazione, la tecnologia e il pensiero critico che si potrà garantire la sicurezza del paziente e gli standard di cura saranno costantemente elevati.

Gestire e comunicare dopo un errore

L'errore medico è un argomento delicato e doloroso, sia per i curanti che per i pazienti. La posta in gioco è ancora più alta nella chirurgia vascolare, dove i margini di errore sono ridotti e le conseguenze potenzialmente di vasta portata. La fase successiva all'errore medico è quindi un momento critico in cui è essenziale dimostrare tatto, trasparenza e umanità.

1. Riconoscimento immediato dell'errore:
Il primo passo, spesso il più difficile, è riconoscere che si è verificato un errore. Ciò richiede un'introspezione, l'accettazione della fallibilità umana e la volontà di non ignorare o nascondere l'errore.

2. Comunicazione aperta con i pazienti e le loro famiglie:
I pazienti hanno il diritto di sapere cosa è successo. La discussione deve essere onesta, chiara e compassionevole. Eviti il gergo medico e sia pronto a rispondere a domande e dubbi.

3. Garantire la sicurezza immediata del paziente:
Soprattutto, è fondamentale garantire la sicurezza del paziente e adottare tutte le misure necessarie per rimediare all'errore o minimizzarne gli effetti.

4. Analisi dell'errore:
Per evitare che l'errore si ripeta, è essenziale capire come e perché si è verificato. Ciò può richiedere un'analisi approfondita, che coinvolge l'intera équipe medica e talvolta un esperto esterno.

5. Responsabilità e ricorso:
L'assunzione di responsabilità per l'errore è fondamentale. Questo può includere scuse sincere, un risarcimento se necessario e, soprattutto, la garanzia che si stiano prendendo provvedimenti per evitare che si ripeta.

6. Supporto psicologico per l'équipe medica:
Un errore medico può essere traumatico per il personale sanitario. È essenziale offrire un supporto, sia sotto forma di debriefing, che di consulenza o di follow-up psicologico.

7. Formazione e prevenzione :
Dopo un errore, è fondamentale investire nella formazione e nell'aggiornamento delle competenze del team. Questa può essere anche l'occasione per rivedere e adattare i protocolli esistenti.

8. Trasparenza istituzionale :
Le istituzioni sanitarie hanno un ruolo da svolgere nell'incoraggiare una cultura della trasparenza. Ciò può

avvenire sotto forma di rapporti sugli incidenti, revisioni della morbilità e della mortalità o sessioni di formazione.

9. Ricostruire la fiducia:
Dopo un errore, è naturale che la fiducia tra il paziente e l'équipe medica sia scossa. Ricostruirla richiede tempo, ascolto e comunicazione costante.

Gestire e comunicare dopo un errore è una sfida delicata che mette alla prova l'integrità, l'umanità e la professionalità degli assistenti. Concentrandosi su trasparenza, empatia e prevenzione, è possibile trasformare questi momenti dolorosi in opportunità di apprendimento e crescita.

Feedback per il miglioramento continuo

Nel mondo dinamico e complesso della chirurgia vascolare, ogni paziente, ogni caso, è una miniera di informazioni preziose. Ogni situazione, che abbia successo o meno, è un'opportunità di apprendimento. Il feedback sta emergendo come una strategia potente per consolidare questo apprendimento, consentendo ai team medici di migliorare costantemente.

1. Comprendere il feedback:
Il feedback è l'analisi sistematica di un evento, di una situazione o di un processo. Mira a identificare ciò che ha funzionato bene, ciò che avrebbe potuto essere fatto in modo diverso e quali lezioni si possono imparare.

2. Fonti di feedback:
Possono nascere da una varietà di situazioni: un'operazione particolarmente complessa, un incidente inaspettato, l'introduzione di una nuova tecnologia o tecnica, o anche un semplice scambio quotidiano con un paziente.

3. Impostazione di un sistema di feedback :

- **Raccogliere informazioni:** Attraverso interviste, debriefing post-operatori, riunioni d'équipe o anche sondaggi anonimi.
- **Analisi e interpretazione:** cercare le tendenze, identificare le cause principali ed evidenziare le aree di miglioramento.
- **Azioni di implementazione:** possono andare dalla formazione aggiuntiva alla modifica di alcuni protocolli, passando per l'acquisizione di nuove apparecchiature.

4. Promuovere una cultura aperta:

Affinché REX sia efficace, dobbiamo incoraggiare una cultura in cui il personale si senta sicuro di condividere le proprie opinioni, preoccupazioni ed errori senza temere ripercussioni.

5. Feedback e formazione continua:

Le lezioni apprese dal feedback possono arricchire i programmi di formazione continua, rendendoli più pertinenti e adattati alla realtà sul campo.

6. Comunicare il feedback:

È fondamentale condividere i risultati del feedback con l'intero team, e talvolta anche oltre, con altri istituti o in pubblicazioni specializzate.

7. Feedback e tecnologia:

Con l'evoluzione della tecnologia, i software specializzati possono aiutare a raccogliere, analizzare e condividere il feedback in modo efficace.

8. I limiti di REX :

Sebbene sia potente, REX ha i suoi limiti. Richiede tempo, risorse e impegno costante. Inoltre, senza un'adeguata implementazione delle azioni correttive, il feedback può perdere la sua rilevanza.

Il feedback è più di una semplice analisi post-fatto. Incarna lo spirito della medicina moderna, che è proattiva e focalizzata sul miglioramento continuo. Capitalizzando ogni esperienza, la chirurgia vascolare può non solo migliorare la qualità dell'assistenza, ma anche rafforzare la fiducia tra assistenti e pazienti.

Capitolo 26

GESTIONE DELLE RISORSE E L'EFFICIENZA OPERATIVA

Ottimizzazione dei flussi di pazienti e l'uso delle risorse

Nell'ambiente ospedaliero, e più in particolare nella chirurgia vascolare, l'ottimizzazione dei flussi di pazienti e dell'uso delle risorse è diventata un imperativo. Di fronte a richieste crescenti, budget ridotti e tecnologie in evoluzione, una gestione ottimale non solo garantisce una maggiore efficienza, ma migliora anche la qualità dell'assistenza. Cerchiamo di capire insieme come orientarsi in questo tema complesso.

1. Analisi degli attuali flussi di pazienti:
Innanzitutto, è fondamentale capire come funzionano attualmente le cose. Ciò comporta un'analisi dettagliata del percorso del paziente, dall'ammissione alla dimissione, identificando i potenziali colli di bottiglia, i tempi di attesa e le ridondanze.

2. L'importanza del triage:
Un triage efficace può migliorare significativamente il flusso dei pazienti. Nella chirurgia vascolare, ciò significa identificare rapidamente la gravità e la complessità dei casi, in modo che i pazienti possano essere indirizzati ai contatti o alle procedure giuste.

3. Coordinamento interdisciplinare:
La stretta collaborazione tra chirurghi, infermieri, anestesisti, radiologi e altri specialisti è fondamentale. Una comunicazione fluida aiuta ad evitare ritardi, a ridurre la durata della degenza e a migliorare la gestione complessiva.

4. Gestione ottimale delle attrezzature e delle sale operatorie:
L'uso efficiente delle sale operatorie, delle apparecchiature di imaging e di altre risorse può influenzare notevolmente il flusso dei pazienti. Ciò richiede una pianificazione rigorosa, una manutenzione preventiva e una flessibilità in caso di emergenza.

5. Formazione e istruzione :
Investire nella formazione continua del personale è essenziale. Un team ben formato, aggiornato sulle ultime tecniche e protocolli, è in grado di gestire meglio i pazienti in modo efficace, ottimizzando le risorse disponibili.

6. Il contributo della tecnologia:
I moderni sistemi informativi ospedalieri possono aiutare a monitorare il flusso dei pazienti in tempo reale, ad anticipare i requisiti delle risorse e a regolare i programmi di conseguenza.

7. Feedback e miglioramento continuo:
Come già detto, è essenziale imparare da ogni situazione per migliorare. Il feedback dei pazienti, delle famiglie e dei professionisti offre l'opportunità di regolare e perfezionare i processi.

8. Consapevolezza ed educazione del paziente:
Un paziente ben informato, che comprende le tappe del suo percorso, è più propenso a collaborare, riducendo così i ritardi e gli imprevisti.

Ottimizzare il flusso dei pazienti e l'uso delle risorse è una sfida importante, ma essenziale se vogliamo affrontare le sfide della chirurgia vascolare di oggi. Adottando un approccio olistico, incentrato sul paziente e utilizzando strumenti e tecnologie moderne, è possibile offrire un'assistenza di qualità gestendo in modo efficace le risorse disponibili.

Tecniche di gestione del tempo e carico di lavoro

La gestione del tempo e del carico di lavoro è una sfida sempre presente, soprattutto in ambienti esigenti come quello sanitario. Saper gestire queste sfide in modo efficace non solo migliora la produttività, ma preserva anche la salute mentale e il benessere. Vediamo alcune tecniche chiave per raggiungere questo obiettivo.

1. Dare priorità ai compiti:
Questo è spesso il primo passo. Identificare quali compiti sono urgenti, quali possono aspettare e quali possono essere delegati. Può essere utile utilizzare la matrice di Eisenhower, che classifica i compiti in base alla loro urgenza e importanza.

2. Pianificazione:
Inizi ogni giorno o settimana con un elenco di compiti chiaramente definito. Utilizzi strumenti come agende, calendari digitali o applicazioni di gestione dei compiti per aiutarla.

3. Blocchi di tempo :
Divida la sua giornata in blocchi di tempo dedicati. Ad esempio, metta da parte un'ora per rispondere alle e-mail, poi un'altra per le consulenze e così via. Questo limita le interruzioni e le permette di concentrarsi completamente su un compito alla volta.

4. La regola dei due minuti:
Se un compito può essere svolto in meno di due minuti, lo faccia immediatamente. In questo modo si evita di accumulare piccoli compiti che possono diventare rapidamente opprimenti.

5. Imparare a dire di no:
È importante riconoscere i propri limiti. Se ha già un carico di lavoro pesante, è legittimo rifiutare compiti aggiuntivi o chiedere supporto.

6. Delega :
Non cada nella trappola di voler fare tutto da solo. Identifichi i compiti che possono essere delegati e li affidi a colleghi o a subordinati competenti.

7. Faccia delle pause:
È dimostrato che pause brevi ma regolari possono aumentare la produttività e ridurre lo stress. Che si tratti di una camminata veloce, di qualche minuto di meditazione o

semplicemente di allontanarsi dalla scrivania, queste pause sono fondamentali.

8. Eviti il multitasking:
Contrariamente a quanto si crede, il multitasking può ridurre l'efficienza e aumentare gli errori. Si concentri su un compito alla volta, lo porti a termine e poi passi al successivo.

9. Riduca al minimo le distrazioni:
Metta il telefono in modalità silenziosa, chiuda le schede non necessarie sul computer e crei un ambiente di lavoro che favorisca la concentrazione.

10. Formazione continua :
Investa tempo nella formazione per apprendere nuove tecniche di gestione o strumenti che possono aiutarla ad essere più efficiente.

La gestione del tempo e del carico di lavoro è un'arte che richiede pratica, adattabilità e perseveranza. Adottando un approccio strutturato e rimanendo consapevole dei suoi limiti, può raggiungere un sano equilibrio tra efficienza professionale e benessere personale.

La tecnologia come strumento di efficienza

Nel corso dei secoli, la tecnologia è sempre stata un catalizzatore del progresso. Nel settore medico, è diventata uno strumento indispensabile per aumentare l'efficienza, migliorare l'assistenza ai pazienti e superare i limiti che la medicina può raggiungere.

1. Diagnosi rapida e accurata:
I progressi nell'imaging medico, in particolare con la TAC, la risonanza magnetica e gli ultrasuoni, hanno trasformato la diagnosi. Questi strumenti offrono una visione chiara

dell'interno del corpo, consentendo di individuare malattie che prima erano difficili da identificare.

2. La telemedicina:

La possibilità di consultare a distanza, in particolare nelle aree remote o in situazioni di pandemia, ha reso l'assistenza sanitaria più accessibile. La telemedicina riduce anche i costi e i tempi di viaggio per i pazienti.

3. Simulazioni e realtà virtuale:

Questi strumenti consentono agli operatori sanitari di esercitarsi nell'esecuzione di procedure senza rischi per il paziente, aumentando così la competenza e riducendo gli errori.

4. Oggetti connessi:

Dagli smartwatch ai dispositivi di monitoraggio, questi gadget raccolgono dati in tempo reale, offrendo un'istantanea costante della salute di un individuo. Queste informazioni possono essere utilizzate per adattare i trattamenti e per la prevenzione.

5. Chirurgia robotica:

Sistemi come Da Vinci consentono ai chirurghi di eseguire operazioni con maggiore precisione, riducendo al minimo le incisioni, riducendo i tempi di recupero e aumentando i tassi di successo.

6. Intelligenza artificiale:

L'AI viene utilizzata per analizzare rapidamente grandi volumi di dati, aiutare la diagnosi, prevedere le epidemie e persino consigliare i piani di trattamento.

7. Piattaforme di condivisione delle informazioni:

I sistemi di cartelle cliniche elettroniche facilitano la collaborazione tra gli operatori sanitari e assicurano che tutte le informazioni rilevanti siano facilmente accessibili.

8. Stampa 3D:

Dalla creazione di protesi personalizzate alla stampa di tessuti organici, la stampa 3D offre soluzioni innovative alle sfide mediche.

La tecnologia, come strumento di efficienza, ha

trasformato profondamente la medicina. Ha aperto porte che prima erano impensabili, migliorando la qualità della vita e l'aspettativa di vita. Ma questi vantaggi comportano anche delle sfide, soprattutto in termini di etica, sicurezza e formazione. È essenziale che gli operatori sanitari si tengano al passo con questi progressi, pur tenendo presente l'importanza fondamentale dell'aspetto umano dell'assistenza.

Capitolo 27

IL FUTURO DELLA CHIRURGIA VASCOLARE: SCENARI E PROIEZIONI

I progressi tecnologici all'orizzonte

Con il progredire della tecnologia, la medicina continua ad evolversi ad un ritmo senza precedenti. Le innovazioni un tempo relegate al regno della fantascienza sono ora a portata di mano. Ecco uno sguardo ai progressi tecnologici che potrebbero plasmare il panorama medico di domani.

1. Nanotecnologia:
La capacità di manipolare i materiali su scala molecolare apre nuove porte per il preciso puntamento dei farmaci, il trattamento dei tumori e persino la riparazione delle cellule danneggiate.

2. Bioprinting 3D:
Oltre alla stampa di protesi, la prospettiva di stampare organi umani funzionali potrebbe rivoluzionare i trapianti e porre fine alla carenza di organi.

3. Terapie geniche e CRISPR:
La capacità di modificare il genoma umano potrebbe non solo trattare ma anche prevenire un'ampia gamma di malattie genetiche, sollevando al contempo importanti dibattiti etici.

4. Realtà aumentata e chirurgia:
Gli occhiali o le lenti per la realtà aumentata potrebbero fornire ai chirurghi informazioni in tempo reale durante le operazioni, migliorando la precisione e riducendo i rischi.

5. Intelligenza artificiale avanzata:
Oltre alla diagnostica, l'AI potrebbe svolgere un ruolo nella personalizzazione dei piani di trattamento, nella previsione delle epidemie e persino nell'erogazione diretta delle cure in alcuni scenari.

6. Sistemi di interfaccia cervello-computer (BCI):
La capacità di collegare il cervello direttamente alle macchine potrebbe offrire soluzioni rivoluzionarie per i paralizzati, le persone che soffrono di disturbi neurologici o anche per migliorare le capacità cognitive.

7. Robotica avanzata:
I robot assistiti dall'AI potrebbero un giorno eseguire interventi chirurgici senza l'intervento umano, occuparsi dei pazienti post-operatori o assistere gli anziani nelle loro case.

8. Indossabili di nuova generazione:
Dispositivi indossabili ancora più avanzati, in grado di monitorare continuamente una moltitudine di parametri sanitari, potrebbero prevedere i problemi medici prima ancora che si manifestino.

9. Trattamenti personalizzati:
Combinando la genomica e la metabolomica, la medicina potrebbe essere perfettamente adattata all'individuo, massimizzando l'efficacia e minimizzando gli effetti collaterali.

10. Energie alternative in medicina:
L'esplorazione di metodi come l'optogenetica, in cui le cellule nervose sono controllate dalla luce, sta aprendo strade interessanti per il trattamento delle malattie neurologiche.

Questi progressi, pur essendo promettenti, porteranno anche la loro parte di sfide, in particolare in termini di regolamentazione, etica e sicurezza. Ma una cosa è certa: il futuro della medicina appare luminoso, con possibilità quasi illimitate di migliorare la qualità della vita e di allungare l'aspettativa di vita.

Sfide demografiche e dati epidemiologici

In un mondo in continua evoluzione, le sfide demografiche ed epidemiologiche hanno una profonda influenza sui sistemi sanitari e sull'erogazione delle cure. Queste sfide stanno modellando non solo il modo in cui i governi, le istituzioni e gli operatori sanitari interagiscono, ma anche il modo in cui pianificano il futuro.

1. L'invecchiamento della popolazione:

Molte parti del mondo, in particolare i Paesi sviluppati, stanno affrontando un aumento del numero di persone anziane. Questo sta portando ad un aumento della domanda di assistenza sanitaria cronica, all'aumento dei costi medici e alla necessità di adattare le infrastrutture e i servizi alle esigenze degli anziani.

2. Transizione epidemiologica:

Stiamo assistendo a una transizione dalle malattie infettive alle malattie non trasmissibili, come le malattie cardiovascolari, il diabete e il cancro. Ciò richiede un cambiamento nella formazione degli operatori sanitari, nella ricerca medica e nelle politiche di prevenzione.

3. Aumento dell'urbanizzazione:

La migrazione verso le aree urbane porta ad un aumento della densità di popolazione, che può facilitare la diffusione delle malattie infettive. Inoltre, la vita urbana è associata ad un aumento delle malattie legate allo stile di vita, come l'obesità.

4. Resistenza agli antibiotici:

L'uso eccessivo e scorretto di antibiotici ha portato ad un aumento della resistenza, rendendo alcune malattie precedentemente curabili molto più difficili da combattere.

5. Disuguaglianze nella salute :

Nonostante i progressi della medicina, persistono importanti disparità di salute tra Paesi ricchi e poveri, e anche all'interno dei Paesi stessi. Queste disuguaglianze possono essere esacerbate da fattori socio-economici, culturali e politici.

6. Movimenti migratori:

I flussi migratori, volontari o forzati, possono introdurre nuove malattie nelle regioni e sfidare i sistemi sanitari locali.

7. Cambiamento ambientale e salute:

Il cambiamento climatico, la deforestazione e l'urbanizzazione possono aumentare il rischio di epidemie di malattie come la malaria, la febbre dengue e Zika.

Possono anche avere effetti indiretti, come la malnutrizione dovuta all'interruzione delle catene alimentari.

8. Nuove epidemie e pandemie:
La minaccia di nuove malattie emergenti, come la COVID-19, evidenzia la necessità di una sorveglianza epidemiologica globale e di una preparazione alle pandemie.

Di fronte a queste sfide, la collaborazione globale, la pianificazione a lungo termine e gli investimenti nella ricerca e nello sviluppo sono essenziali. I politici, i ricercatori e gli operatori sanitari devono lavorare insieme per anticipare, comprendere e rispondere a queste sfide, per garantire un futuro sano per tutti.

Guardando al futuro : preparare l'infermiera di domani

Con l'evoluzione del panorama medico, il ruolo dell'infermiere sta cambiando e si sta adattando, riflettendo i progressi della tecnologia, i nuovi metodi di assistenza e le mutate aspettative dei pazienti. Per preparare efficacemente l'infermiere di domani, è essenziale prendere in considerazione queste tendenze e sfide future.

1. L'era della digitalizzazione:
La crescente adozione della telemedicina, delle cartelle cliniche elettroniche e degli oggetti connessi richiederà competenze nella tecnologia sanitaria. L'infermiere di domani dovrà essere a suo agio con questi strumenti, assicurandosi che vengano utilizzati in modo efficace e che i dati dei pazienti siano al sicuro.

2. Approccio olistico all'assistenza:
Invece di concentrarsi esclusivamente sul trattamento dei sintomi, l'infermiere moderno deve adottare un approccio

più olistico, prendendo in considerazione tutte le esigenze del paziente - fisiche, emotive, sociali e mentali.

3. Formazione continua:
Con i protocolli medici, i farmaci e le tecnologie in costante evoluzione, l'apprendimento continuo sarà essenziale. La capacità di apprendere e adattarsi rapidamente diventerà un'abilità chiave.

4. Maggiore specializzazione:
Come i medici, gli infermieri potrebbero specializzarsi maggiormente, offrendo un'assistenza esperta in aree come la chirurgia vascolare, l'oncologia o la pediatria.

5. Un ruolo più autonomo:
In molte regioni, soprattutto a fronte di una carenza di medici, gli infermieri possono assumere maggiori responsabilità, come prescrivere farmaci o eseguire determinate procedure.

6. Collaborazione interdisciplinare:
L'infermiere di domani lavorerà ancora più a stretto contatto con un team eterogeneo di professionisti della salute, operatori sociali e persino ingegneri o designer, per fornire un'assistenza innovativa e integrata.

7. Etica e umanesimo:
Con l'avvento di tecnologie come la genomica o l'intelligenza artificiale in medicina, gli infermieri dovranno navigare in acque etiche complesse, ponendo sempre le esigenze e i diritti dei pazienti al centro delle loro preoccupazioni.

8. Preparazione alle crisi:
Le recenti pandemie hanno evidenziato il ruolo cruciale degli infermieri in prima linea. Una solida formazione nella gestione delle crisi, nella psicologia dei traumi e nell'assistenza di emergenza sarà essenziale.

L'infermiere di domani sarà tecnologicamente esperto, specializzato e autonomo, ma rimarrà profondamente radicato nei valori umanistici ed etici della professione. Per garantire che gli infermieri siano pronti ad affrontare queste sfide, le istituzioni educative, gli enti normativi e gli ospedali devono anticipare questi sviluppi e offrire una formazione e un supporto adeguati.

Capitolo 28

SVILUPPO PROFESSIONALE

Formazione continua e specializzazione

Nel mondo della medicina in continua evoluzione, la formazione continua e la specializzazione non sono solo auspicabili, ma stanno diventando una necessità imperativa. Con l'emergere di nuove tecnologie, la costante espansione delle conoscenze e le mutevoli esigenze dei pazienti, gli operatori sanitari, compresi gli infermieri, sono costantemente sotto pressione per rimanere all'avanguardia nel loro campo.

La formazione continua consente agli infermieri di tenersi aggiornati sugli ultimi progressi nell'assistenza, di acquisire nuove competenze e di soddisfare gli elevati standard della professione. Svolge un ruolo chiave non solo per migliorare le competenze cliniche, ma anche per aumentare la fiducia del paziente e la soddisfazione professionale. È grazie al continuo aggiornamento delle loro conoscenze che gli infermieri possono fornire un'assistenza di alta qualità, basata sull'evidenza e sulle migliori pratiche.

Oltre alla formazione continua, la specializzazione è diventata un percorso sempre più intrapreso da molti infermieri. Che si tratti di chirurgia vascolare, oncologia, terapia intensiva o salute mentale, la specializzazione consente agli infermieri di approfondire le loro conoscenze in un campo specifico. Questa competenza approfondita si traduce in una migliore assistenza al paziente e spesso in un maggiore riconoscimento professionale.

La specializzazione non offre solo vantaggi in termini di competenze. Offre anche l'opportunità di lavorare a stretto contatto con altri specialisti, di avere accesso a tecnologie all'avanguardia e di partecipare a ricerche innovative in campi specifici. Inoltre, può aprire le porte a ruoli di leadership, formazione o consulenza.

Ma la formazione continua e la specializzazione non sono prive di sfide. La formazione continua richiede tempo, risorse finanziarie e impegno personale. È un investimento in sé. Tuttavia, i benefici in termini di miglioramento dell'assistenza ai pazienti, di soddisfazione personale e di progressione di carriera sono inestimabili.

La formazione continua e la specializzazione sono passi essenziali per qualsiasi professionista sanitario che desideri offrire il meglio ai propri pazienti e sviluppare la propria carriera. In un mondo in cui il cambiamento è l'unica costante, adattarsi ed evolversi è il modo per rimanere rilevanti ed efficaci.

Collaborazione interdisciplinare

Il mondo della medicina è una rete complessa di conoscenze, abilità e competenze. Ogni branca della medicina ha le sue particolarità, i suoi specialisti e i suoi metodi. Tuttavia, nel vasto mondo della medicina, è diventato indispensabile che queste diverse branche siano in grado di collaborare, scambiare idee e lavorare insieme per il bene del paziente. È qui che la collaborazione interdisciplinare si rivela davvero importante.

La collaborazione interdisciplinare è un approccio integrato in cui vari professionisti sanitari di diverse discipline si riuniscono intorno a un paziente o a un caso clinico per fornire un'assistenza olistica. Nel contesto della chirurgia vascolare, ad esempio, un paziente potrebbe richiedere l'intervento di un chirurgo vascolare, di un cardiologo, di un radiologo e, naturalmente, di un infermiere specializzato, solo per citarne alcuni.

Queste collaborazioni sono ancora più essenziali, dato che le patologie vascolari sono spesso multifattoriali. Un paziente diabetico, ad esempio, potrebbe avere complicazioni renali, cardiache e vascolari. In questi casi, il lavoro di squadra tra diversi specialisti permette di progettare e attuare un piano di cura personalizzato, efficace e adeguato alla complessità del caso.

Ma al di là dell'assistenza clinica, queste collaborazioni hanno anche un impatto significativo sulla formazione e sulla ricerca. Gli scambi tra professionisti di diverse discipline incoraggiano la condivisione di conoscenze, l'emergere di nuove idee e la messa in discussione delle pratiche esistenti. Questa sinergia è il terreno fertile per le innovazioni e le scoperte mediche che daranno forma alla medicina di domani.

Tuttavia, la collaborazione interdisciplinare non è priva di sfide. Richiede una comunicazione aperta, fiducia reciproca e disponibilità a condividere e imparare. Ogni professionista deve riconoscere il valore e la competenza degli altri membri del team ed essere pronto a mettere da parte l'ego per il bene del paziente.

Per gli infermieri, questa collaborazione è anche un'opportunità preziosa di apprendimento e sviluppo professionale. Permette loro di comprendere meglio le diverse sfaccettature di un caso clinico, di affinare le loro competenze e di ampliare il loro campo di conoscenze.

La collaborazione interdisciplinare è un pilastro essenziale della medicina moderna. Simboleggiano una medicina che riconosce la complessità del corpo umano e la necessità di un approccio integrato per affrontare le sfide mediche di oggi. Per i pazienti, è una garanzia di assistenza completa e di alta qualità, in cui ogni aspetto della loro salute viene preso in considerazione. Per i professionisti, è un invito a crescere, ad imparare e, insieme, a costruire la medicina di domani.

Ricerca e contributi accademici

La medicina, nella sua costante ricerca di miglioramento, è intrinsecamente legata alla ricerca accademica. La ricerca accademica è la base su cui si fondano le nuove scoperte, le innovazioni tecnologiche e i progressi terapeutici. Nel campo della chirurgia vascolare, come in molte altre discipline mediche, la ricerca accademica e i contributi giocano un ruolo fondamentale.

La ricerca in chirurgia vascolare comprende una varietà di campi, dalla comprensione molecolare delle malattie vascolari allo sviluppo di nuove tecniche chirurgiche. Ogni studio, ogni articolo pubblicato, ogni sperimentazione clinica contribuisce ad arricchire la nostra comprensione della disciplina e a perfezionare i metodi di trattamento.

I contributi accademici in questo settore sono molti e vari. Possono riguardare lo studio di nuove protesi vascolari, lo sviluppo di tecniche di imaging più precise, la progettazione di protocolli chirurgici meno invasivi o la scoperta di molecole terapeutiche per prevenire la formazione di trombi.

Anche gli infermieri, pur essendo in prima linea nell'assistenza clinica, hanno un ruolo da svolgere in questa ricerca. La loro esperienza pratica, il contatto diretto con i pazienti e l'osservazione quotidiana dei risultati post-operatori li rendono una fonte preziosa di informazioni. Sempre più spesso, gli infermieri vengono coinvolti in progetti di ricerca, condividendo le loro osservazioni, partecipando a studi clinici o addirittura avviando una propria ricerca.

I contributi accademici non si limitano al laboratorio o alla sala operatoria. Le conferenze mediche, i seminari, i workshop e le pubblicazioni consentono alla comunità medica di rimanere all'avanguardia della conoscenza, di condividere le migliori pratiche e di discutere le ultime innovazioni. Queste piattaforme sono essenziali per garantire una medicina basata sull'evidenza, in cui ogni intervento e ogni decisione sono supportati da solidi dati scientifici.

La ricerca e i contributi accademici sono la forza trainante del progresso medico. In un mondo in cui le malattie si evolvono, in cui i pazienti sono sempre più informati ed esigenti e in cui la tecnologia avanza a un ritmo mozzafiato, è imperativo che la chirurgia vascolare, come tutte le discipline mediche, continui a rinnovarsi, a mettersi in discussione e a progredire. È questa ricerca di conoscenza, questo desiderio di migliorare costantemente l'assistenza, che garantisce ai pazienti di oggi e di domani una medicina di alta qualità, efficace e umana.

Conclusione

IL FUTURO DELLA CHIRURGIA VASCOLARE E IL RUOLO DELL'INFERMIERE

Progressi e innovazioni tecnologiche

All'alba del XXI secolo, la chirurgia vascolare ha visto progressi tecnologici senza precedenti, spingendo indietro i confini del possibile e rivoluzionando l'assistenza ai pazienti. Queste innovazioni, combinate con una migliore comprensione delle patologie vascolari, hanno aperto la strada a procedure più precise e meno invasive, con tassi di successo più elevati.

Una delle principali innovazioni in questo campo è l'avvento della chirurgia endovascolare. A differenza della chirurgia aperta tradizionale, questa tecnica utilizza piccoli cateteri inseriti nei vasi sanguigni, consentendo al chirurgo di operare senza grandi incisioni. Di conseguenza, i pazienti beneficiano di tempi di recupero più brevi, rischi post-operatori ridotti e cicatrici minime.

L'imaging medico, con tecnologie come l'angiografia con risonanza magnetica e la tomografia computerizzata (angiografia TC), offre oggi visualizzazioni ad alta risoluzione dei vasi sanguigni. Queste tecniche non solo consentono di individuare e diagnosticare con precisione le anomalie vascolari, ma anche di guidare gli interventi endovascolari in tempo reale.

Anche i progressi nei materiali biomedici hanno svolto un ruolo cruciale. Gli stent sono stati ottimizzati per essere più flessibili, durevoli e biocompatibili. I nuovi materiali antitrombotici riducono il rischio di formazione di coaguli, mentre gli stent a rilascio di farmaco rilasciano lentamente i farmaci per prevenire la restenosi.

La robotica chirurgica, sebbene sia ancora agli inizi nella chirurgia vascolare, promette interventi ancora più precisi e standardizzati. Guidati dall'intelligenza artificiale e da sistemi di visione avanzati, i robot chirurgici possono accedere ad aree difficili da raggiungere ed eseguire movimenti con una precisione senza pari.

La telemedicina, rafforzata dalla crescente digitalizzazione dell'assistenza sanitaria, offre un altro notevole progresso. Consente il monitoraggio a distanza dei pazienti, soprattutto nelle aree remote, garantendo la continuità dell'assistenza post-operatoria e un intervento rapido in caso di anomalie.

Infine, la crescente adozione di sistemi gemelli digitali, che creano una replica digitale dei sistemi vascolari dei pazienti, potrebbe offrire ai chirurghi una piattaforma di simulazione per pianificare ed eseguire interventi complessi.

Queste innovazioni, frutto di una combinazione di ricerca clinica, ingegneria biomedica e tecnologia all'avanguardia, illustrano la rapida evoluzione della chirurgia vascolare. Con questi progressi, il futuro della specialità appare luminoso, offrendo la speranza di trattamenti ancora più efficaci e sicuri per i pazienti di tutto il mondo.

Evoluzione del ruolo infermieristico in un mondo medico in evoluzione

Il mondo medico è in costante evoluzione, guidato dai progressi tecnologici, dalle scoperte scientifiche e dalle sfide socio-economiche e demografiche. Al centro di questa dinamica, anche il ruolo dell'infermiere, tradizionalmente visto come un operatore di supporto, sta subendo un profondo cambiamento, diventando più diversificato e assumendo maggiori responsabilità.

Storicamente, gli infermieri erano spesso visti come il braccio destro del medico, con un ruolo incentrato sulla cura, l'ascolto e il benessere del paziente. Tuttavia, con la crescente complessità dell'assistenza, la necessità di una gestione multidisciplinare del paziente e le modifiche legislative, gli infermieri sono ora un anello centrale del sistema medico.

L'espansione della pratica infermieristica avanzata ne è un esempio lampante. In molti Paesi, gli infermieri possono ora fare diagnosi, prescrivere farmaci e gestire casi medici in modo indipendente. Questo sviluppo non solo riflette il riconoscimento delle competenze infermieristiche, ma risponde anche alla necessità di ottimizzare l'assistenza ai pazienti, in particolare nelle regioni con carenza di medici.

La digitalizzazione dell'assistenza è un altro vettore di cambiamento. L'infermiere moderno deve navigare in un ambiente in cui telemedicina, cartelle cliniche elettroniche e oggetti connessi sono onnipresenti. Questo richiede una formazione continua e un'adattabilità di fronte alle nuove tecnologie, ma in cambio offre la possibilità di monitorare i pazienti in modo più preciso e personalizzato.
La gestione della cronicità, con l'aumento delle malattie croniche, ha anche ripensato il ruolo infermieristico. Invece di concentrarsi esclusivamente sull'assistenza acuta, gli infermieri svolgono ora un ruolo importante nel monitoraggio a lungo termine, nell'educazione terapeutica e nella prevenzione.

Le sfide demografiche, in particolare l'invecchiamento della popolazione, accentuano la necessità di un approccio olistico all'assistenza, in cui l'infermiere va oltre l'assistenza medica per tenere conto della dimensione psicosociale, del benessere mentale e del mantenimento dell'autonomia.

Inoltre, data la crescente complessità dei percorsi di cura, gli infermieri stanno diventando coordinatori essenziali, facilitando la comunicazione tra specialisti, paramedici e pazienti, garantendo la continuità delle cure e una gestione ottimizzata.

Questi sviluppi sono accompagnati da un miglioramento della formazione infermieristica, da un maggiore riconoscimento delle loro competenze e da una maggiore autonomia nella loro pratica.

L'infermiere di oggi si trova al crocevia di questioni mediche, tecnologiche e sociali. In un mondo medico in costante cambiamento, gli infermieri sono più che mai una figura centrale, versatile ed essenziale per il benessere dei pazienti.

Consigli per gli aspiranti infermieri in chirurgia vascolare

La chirurgia vascolare è un'area della medicina entusiasmante ma impegnativa. Per coloro che aspirano a diventare infermieri in questo settore, ecco alcuni consigli su come iniziare ed eccellere in questa specialità:

- **Formazione solida**: si assicuri di ricevere una formazione di qualità, idealmente da un istituto riconosciuto. Oltre alla formazione infermieristica generale, prenda in considerazione la possibilità di seguire corsi di specializzazione in chirurgia vascolare.
- **Esperienza pratica**: cerchi di ottenere stage o posizioni junior nei reparti di chirurgia vascolare. L'esperienza sul campo è preziosa per comprendere le sfumature di questa specialità.
- **Si tenga aggiornato**: La medicina cambia velocemente. Partecipi a seminari, workshop e conferenze. Si abboni a riviste specializzate per tenersi aggiornato sugli ultimi sviluppi.

- **Rete professionale**: si colleghi con professionisti esperti del settore. Possono offrirle consigli, raccomandazioni e forse anche opportunità professionali.
- **Capacità relazionali**: nella chirurgia vascolare, lavorerà con pazienti, chirurghi, anestesisti e altri membri del team medico. Buone capacità di comunicazione sono essenziali per garantire un'assistenza di qualità.
- **Gestione dello stress**: lavorare in chirurgia vascolare può essere stressante, con frequenti emergenze. Impari a gestire lo stress, attraverso tecniche di rilassamento, meditazione o altri metodi.
- **Continuità dell'assistenza**: la chirurgia vascolare non si ferma in sala operatoria. Si assicuri di comprendere l'importanza del follow-up post-operatorio e presti attenzione alle esigenze dei suoi pazienti dopo l'intervento.
- **Etica professionale**: rispettare sempre il codice etico infermieristico. L'integrità, la riservatezza e l'impegno verso i pazienti sono fondamentali.
- **Specializzazione**: consideri la possibilità di approfondire le sue competenze con una specializzazione o una certificazione aggiuntiva, come l'ecografia vascolare o la terapia intensiva chirurgica vascolare.
- **Passione e dedizione**: come per qualsiasi professione medica, avere una vera passione per ciò che si fa può fare la differenza. La dedizione alla sua professione e ai suoi pazienti la aiuterà a superare le sfide e a trovare soddisfazione nel suo lavoro.

Entrare nel campo della chirurgia vascolare come infermiere è un impegno importante, ma con la determinazione, la giusta formazione e il desiderio genuino di aiutare gli altri, può essere una carriera estremamente gratificante.